DE QUELQUES ACCIDENTS

DE LA

LITHIASE BILIAIRE

Paris. A. PARENT, imprimeur de la Faculté de Médecine, rue Mr-le-Prince, 31.

DE QUELQUES ACCIDENTS

DE LA

LITHIASE BILIAIRE

Anomalies de la colique hépatique;

Fièvre intermittente symptomatique; Angiocholite calculeuse;

Ictère chronique et Ictère grave;

PAR

LE Dr JULES MAGNIN

ANCIEN INTERNE PROVISOIRE DES HÔPITAUX DE PARIS,

MÉDAILLE DE BRONZE DE L'ASSISTANCE PUBLIQUE.

PARIS

ADRIEN DELAHAYE, LIBRAIRE-ÉDITEUR

PLACE DE L'ÉCOLE-DE-MÉDECINE

1869

INTRODUCTION

Pendant les quelques mois que je passai l'année dernière à l'hospice des Ménages, comme interne provisoire dans le service de M. le Dʳ Mauriac, je fus surpris de la quantité relativement grande des affections du foie qui s'offraient à mon observation.

N'ayant que très-rarement jusqu'alors rencontré dans le cours de mes études des sujets atteints de ce genre de maladies, je m'empressai de profiter de mon séjour dans cet hospice pour observer une classe d'affections que je connaissais seulement d'après les descriptions des auteurs.

Je n'hésitai pas à me mettre à la recherche de tous les malades qui présentaient quelques symptômes paraissant se rattacher aux affections de l'organe hépatique, et en très-peu de temps j'arrivai à recueillir une douzaine d'observations plus ou moins complètes de coliques hépatiques, et trois observations de cancer du foie, avec coïncidence de calculs biliaires, toutes trois suivies d'autopsies.

Je résolus alors de prendre pour sujet de ma thèse inaugurale un point de l'histoire des concrétions biliaires, et de mettre à profit quelques-unes des observations intéressantes que j'avais à ma disposition.

Je fis part de mon projet de thèse au savant médecin de la Salpêtrière, M. le Dr Charcot, dont le nom est attaché à toutes les recherches nouvelles sur les maladies des vieillards.

Qu'il me permette de lui offrir l'expression de mes remercîments sincères et de ma vive reconnaissance pour la bonté avec laquelle il a mis à ma disposition un grand nombre d'observations personnelles et de documents étrangers qui m'ont permis de traiter la question difficile dont je viens aborder l'étude.

Aidé de ses conseils, et profitant des savantes leçons que ce médecin fit à la Salpêtrière sur les maladies du foie chez les vieillards dans le courant du mois de mai dernier, je me mis à l'ouvrage et je m'aperçus bientôt qu'il restait encore beaucoup d'incertitude et d'obscurité sur cette question, que je croyais étudiée dans tous ses détails. Je me suis efforcé de jeter un peu de clarté sur un point encore obscur de l'histoire des concrétions biliaires, et d'appeler l'attention des observateurs sur des faits peu connus ou mal interprétés. Heureux si je puis avoir indiqué la voie à suivre à l'avenir dans ce qui reste à dire sur ce sujet !

Mon intention n'est pas de faire l'histoire complète des calculs biliaires ; je préfère choisir dans cette étude ce qui est intéressant, surtout au point de vue clinique, en laissant de côté les discussions théoriques auxquelles ont donné lieu les propriétés physiques et chimiques des calculs biliaires, et l'étude des conditions spéciales qui président à leur formation.

Je commencerai ce travail par l'étude aussi complète que possible de l'ensemble des symptômes engendrés par la présence des calculs dans les voies biliaires. Ce chapitre sera donc consacré à la description de la colique hépatique et des principales anomalies qu'elle présente.

Dans la deuxième partie, je traiterai longuement d'un phénomène lié à la gravelle biliaire, à peine signalé par quelques auteurs, bien qu'il se rencontre assez fréquemment dans les hospices des vieillards; je veux parler des accès de fièvre intermittente, à caractères propres, se rattachant à l'affection qui nous occupe.

Cette étude m'amènera à traiter de l'angiocholite, déterminée par la présence des calculs, des fièvres symptomatiques en général, et à en rechercher la véritable interprétation.

Enfin, la troisième partie de ce travail comprendra l'histoire de l'ictère chronique et de l'ictère grave dans la lithiase biliaire.

Dans le cours de cette étude, j'appuierai les faits que j'avancerai sur un grand nombre d'observations. C'est assez indiquer l'esprit de ce travail qui sera, presque exclusivement clinique.

J'ai cherché la vérité sous le patronage de l'autorité et de l'expérience de mes maîtres; si mes efforts ne sont pas couronnés de succès, si j'ai entrepris une tâche au-dessus de mes forces, je demande à mes juges un peu d'indulgence, ma témérité n'a d'excuse que la recherche de la vérité.

DE QUELQUES ACCIDENTS

DE

LA LITHIASE BILIAIRE

PREMIÈRE PARTIE.

DE LA COLIQUE HÉPATIQUE EN GÉNÉRAL ET DES PRINCIPALES
ANOMALIES QU'ELLE PRÉSENTE.

I. *De la colique hépatique en général.* — Les calculs
peuvent se rencontrer dans tous les points des voies
biliaires, et on en a trouvé aussi bien dans les dernières
ramifications des conduits hépatiques que dans le con-
fluent des voies d'excrétion de la bile. Toutefois, nous
devons dire que les concrétions qui se forment dans les
racines des conduits hépatiques n'y séjournent pas
d'ordinaire très-longtemps, et qu'elles sont constamment poussées par la bile vers les gros troncs biliaires
où elles s'arrêtent plus communément, et déterminent
alors cet ensemble de symptômes auxquels on a donné
le nom classique de *coliques hépatiques*.

Les concrétions peuvent s'arrêter des années entières
dans divers points des voies biliaires sans donner lieu à
aucun symptôme capable de trahir leur présence. Boerhaave (1) avait déjà fait cette remarque, et s'exprimait

(1) Boerhaave. Institut, ch. 790.

ainsi à ce sujet : « Calculus ex se ipso, dum quiescit,
« nihil mali facit, nisi ponderis sensum. » Depuis, tous
les médecins qui sont restés quelque temps attachés à
un hôpital de vieillards ont été frappés de la fréquence
des calculs biliaires qu'on trouve dans la vésicule de
gens qui, pendant leur vie, n'accusaient aucun trouble
ni aucune douleur du côté de la glande hépatique et des
conduits biliaires.

Beau (1) a particulièrement insisté sur la rareté de la
colique hépatique, en appuyant son opinion sur le té-
moignage de Rostan qui, lui aussi, avait été frappé du
petit nombre d'accidents engendrés par les calculs pendant la vie. Ces savants observateurs, partant de ce fait,
exact d'après eux, qu'il est extrêmement rare d'observer l'expulsion de concrétions après la cessation de la
douleur, en étaient arrivés à ne plus admettre que les
concrétions biliaires fussent la cause des coliques hépatiques, et Beau n'hésita pas à construire une théorie
ingénieuse qu'il substitua aux idées généralement admises sur ce sujet. Il rapporta presque tout à l'hépatal-
gie, qui avait pour cause, d'après lui, l'influence de certains ingesta (alcool, acide, etc.), absorbés par la veine
porte, et qui, transportés jusqu'au foie, excitaient directement la névralgie de cet organe.

D'autres observateurs, M. Andral (2) et Chomel entre
autres, étaient assez disposés à partager cette manière
de voir, ou du moins à l'admettre dans un certain nombre de cas, si bien que la description classique de la
colique hépatique fut un instant fortement compro-
mise.

(1) Arch. de méd., 1851, t. XXV, p. 397.
(2) Andral, Clinique, t. II, p. 299.

Heureusement une observation plus attentive des faits, une critique sévère de l'opinion de Beau, vinrent prouver qu'il fallait rapporter à la présence des calculs dans les voies biliaires, une foule d'états pathologiques qui avaient échappé à l'observation de ces savants médecins. Oui, il est vrai de dire que l'on rencontre beaucoup de calculs à la Salpêtrière après la mort, et qu'il est rare que la colique hépatique apparaisse dans cet hôpital avec les accidents formidables dont nous trouvons la description dans les auteurs classiques, accidents caractérisés par une douleur très-vive à l'hypochondre droit, vomissements, algidité, collapsus profond, etc. Oui, nous admettons que ces descriptions sont faites pour le besoin de la démonstration, et sont forcément empreintes de couleurs plus ou moins vives, propres à frapper les esprits ; mais ce sont des types artificiels, et une fois dans la pratique, il ne faut pas s'attendre à rencontrer ces démonstrations nettes et précises, cet appareil de symptômes constant et invariable décrit par les auteurs.

Il n'est pas rare, en effet, de rencontrer une forme de colique hépatique qu'on pourrait appeler *fruste*, à cause de son développement incomplet, et qui s'éloigne beaucoup de la démonstration classique dont elle ne reproduit que très-imparfaitement quelques traits principaux. Cette anomalie de la colique hépatique sera spécialement étudiée à propos de la fièvre intermittente, liée à la lithiase biliaire. Nous chercherons alors à démontrer que les calculs ne révèlent pas seulement leur présence dans l'appareil biliaire par cet ensemble de symptômes, appelés *coliques hépatiques*, mais qu'ils donnent lieu à une foule d'états pathologiques divers, distension du foie par la bile, ulcérations des conduits, perforation consécutive, pyléphlébite, etc.

Du reste, si Beau, il y a quelques années, a pu soutenir que dans la grande majorité des cas, les calculs n'étaient pour rien dans la production de la colique hépatique, et construire une théorie séduisante, mais que l'examen attentif des faits n'avait pas même sanctionnée; aujourd'hui, il n'est plus permis d'admettre son opinion, et il faut s'incliner devant une série d'observations aussi complètes que possible, et qui tranchent d'une manière définitive cette question délicate.

Un médecin allemand, M. le Dr Wolff (1), dans un travail que son fils a publié, est venu confirmer l'opinion autrefois admise au sujet de la cause des coliques hépatiques, et renverser de fond en comble les hypothèses de Beau. Ce médecin, pendant quarante-trois ans de sa pratique, a eu la patience d'examiner ou de faire examiner les selles de tous ses malades atteints de coliques hépatiques pendant six, douze et même dix-huit mois, et dans les 45 cas qu'il a recueillis, il a retrouvé constamment des calculs dans les selles de ses malades.

On comprend toute l'importance d'une série d'observations pareilles, et nous n'hésitons pas à emprunter à cet observateur modèle, un certain nombre de faits et de remarques qui jettent un grand jour sur la question de la colique hépatique.

Dans la description de la colique hépatique, telle qu'on la rencontre le plus communément, nous ne ferons pas de distinction d'âge, et nous dirons seulement que, chez

____

(1) Beitrage zur symptomatologie und diagnostik der Gallensteine; von D. C. Wolff in Bonn. Virchow's Archiv, 1861.

les vieillards, il ne faut pas s'attendre à trouver cet appareil de symptômes parfois terribles, qu'on rencontre chez les jeunes gens et les adultes. Tandis que chez les personnes jeunes, les maladies aiguës se révèlent par des symptômes bien tranchés, et donnent lieu à des manifestations fébriles qui apparaissent dès le début et qui se maintiennent pendant tout le cours de la maladie ; chez les vieillards, au contraire, la marche des phénomènes morbides est le plus souvent silencieuse, et exige de la part du médecin beaucoup d'attention et de sagacité.

Cette différence dans la symptomatologie, suivant qu'on la considère chez les jeunes gens ou chez les vieillards, est des plus sensibles, quand il s'agit de l'affection calculeuse du foie. Chez quelques vieillards, l'attaque de colique hépatique se traduit par un simple frisson, sans même qu'il y ait coïncidence de douleur. D'autres fois, au contraire, un appareil formidable de symptômes se déclare, et le médecin n'hésite pas à mettre sur le compte de la lithiase biliaire la série de phénomènes qui se déroulent devant ses yeux.

C'est par la description de ces accidents bien caractérisés auxquels donne lieu la présence des calculs dans les voies biliaires que nous allons commencer cette étude des *coliques hépatiques*, c'est-à-dire, de *ces douleurs variables en intensité, quelquefois atroces, qui ont pour siége la région de l'hypochondre droit, revenant par accès à des intervalles variables, s'accompagnant ou non d'ictère, et qui sont rapportées, par la plupart des auteurs, à la présence des calculs dans les voies biliaires.*

Symptômes de la colique hépatique. — Le plus ordinairement, c'est deux ou trois heures après le repas que l'accès de colique hépatique se déclare. Henoch a donné la véritable cause de cette régularité, quand il a fait remarquer que c'est à l'époque où la plupart des aliments ont quitté l'estomac, que la vésicule vide son contenu dans le canal cystique. On comprend, du reste, que toutes les causes capables de réveiller des organes musculeux et contractiles comme la vésicule, et les canaux cholédoque et cystique tendent au même résultat, et c'est de cette manière qu'on explique comment ont pu se produire des coliques hépatiques à la suite d'un coup, d'une chute sur l'hypochondre droit, à la suite d'une émotion morale vive, d'un mouvement ou d'un exercice violent, etc.

Toutes ces causes ont pour effet de mettre les calculs en voie de migration, et par suite de dilater fortement les conduits hépatiques. Il faut donc admettre, pour expliquer la production des coliques hépatiques, une migration des calculs, et les longs intervalles qu'on observe quelquefois entre les accès ne s'expliquent qu'en supposant qu'une pierre, pendant longtemps en repos, se met en marche sous l'influence de la poussée de la bile.

Dans quelques cas, la colique hépatique se reproduit périodiquement ; nous en avons observé un cas chez une femme de 66 ans, chez qui les attaques revenaient tous les mois. Wolff cite des exemples de coliques se répétant régulièrement tous les jours ; Chomel rapporte l'histoire d'une personne dont les attaques apparaissaient à chaque période menstruelle. Toutefois, disons que le plus souvent, la plus grande irrégularité s'observe dans le retour des accès.

D'ordinaire, il y a des prodromes dans cette affection,

et la colique hépatique est précédée de troubles diges-
tifs mal caractérisés, de douleurs sourdes, d'une sorte
d'aura qui occupe la région de l'hypochondre droit.

Douleur. — Dans d'autres cas, des douleurs quelquefois très-vives surviennent brusquément dans la région
du foie. Ce symptôme est presque constant. Flemming (1)
a essayé d'établir que la douleur partait de la vésicule
et suivait la direction du cholédoque. Mais Bamberger
fait observer avec raison que cette direction n'existe pas
en réalité et n'est qu'un fait imaginaire, inventé par les
auteurs qui en ont signalé l'existence. Nous n'ajoutons
pas plus de foi à cette opinion de Monnier (2) qui prétend que la douleur se propage parfois en suivant la
direction des conduits hépatiques, et que cette circonstance, indiquée par les malades, peut servir au diagnostic.

Le plus souvent, la douleur répond au niveau de
l'hypochondre droit et de l'épigastre. Aussi certains malades rapportent-ils le siége de ce qu'ils éprouvent à
l'estomac, et qualifient-ils ces douleurs de *crampes d'estomac*. Toutefois disons que ces phénomènes présentent
dans leur siége et dans leur intensité des variétés infi-
nies. Les uns disent souffrir dans toute l'étendue de
l'hypochondre droit, les autres rapportent le siége de
leur mal à un point très-circonscrit, soit au creux
épigastrique, soit à la place normale de la vésicule
qu'on sent parfois nettement à travers les parois abdominales, distendue, inégale, bosselée et comme contrac-
tée sur les pierres qui se trouvent dans son intérieur.

(1) Flemming (zur Diagnostic grosserer Gallensteine, 1832).
(2) Thèse de Paris, 1834, n° 89, p. 13.

Le Dr Bourgeois a même pu avoir la sensation d'un bruit de collision quand il pressait la région occupée par la vésicule.

Quelquefois la douleur s'irradie dans tous les sens, du côté des seins, du dos, surtout vers la pointe de l'omoplate droite. Dans d'autres cas, elle se propage du côté gauche. Dans un cas cité par Wolff, elle correspondait exactement aux derniers espaces intercostaux, et pouvait être prise pour une névralgie intercostale. Parfois elle se propage jusque dans la région lombaire, ce qui peut constituer une difficulté de diagnostic quand il y a en même temps colique hépatique et colique néphrétique, comme dans l'observation suivante :

OBSERVATION Ire.

Coliques hépatiques. — Coliques néphrétiques. — Attaques successives. Gravelle urique.

(Hospice des Ménages, service de M. le Dr Mauriac.)

Mme Bellanger, âgée de 66 ans, cuisinière, de forte constitution, est sujette au rhumatisme depuis longtemps, et eut successivement et à diverses reprises les genoux et les épaules enflés et douloureux. Rien en fait d'antécédents.

Il y a huit ans, elle se trouvait à Enghien, quand elle eut, pour la première fois, une attaque de coliques hépatiques, qui fit croire au début à une attaque de choléra. En sortant de table, elle fut prise de vomissements bilieux, accompagnés d'une douleur des plus vives dans la région hépatique; diarrhée blanchâtre, urines des plus foncées; enfin, quelques heures après, elle s'aperçut qu'elle avait la jaunisse. — A la suite d'applications calmantes intus et extra, le tout disparut en une journée.

Pendant quatre ans, elle n'eut aucun accès de ce genre. Mais, il y a trois ans, les mêmes accidents se reproduisirent, et elle eut dans une seule année sept ou huit attaques semblables, donnant lieu chaque fois à la même série de phénomènes que précédemment, douleurs à droite, selles décolorées, urines d'un jaune foncé; enfin,

ictère. — Ces accidents douloureux étaient rapidement améliorés
par des bains prolongés pendant plusieurs heures.

Aujourd'hui, 24 janvier 1868, elle se présente à l'infirmerie pour
les mêmes accidents qu'elle ressentit il y a deux ans, et dont elle se
croyait débarrassée à la suite de l'usage prolongé d'eau de Vichy.
Hier, en sortant de table, elle éprouva une vive douleur dans l'hypochondre droit; langue pâteuse, vive agitation pendant la nuit, pas
de vomissements. Le lendemain nous la voyons avec un ictère bien
marqué; les selles sont décolorées, les urines acajou. Pouls, 80.
La douleur à la région du foie est supportable. — Sous l'influence
d'un purgatif et de l'usage d'eau de Vichy, le tout disparaît rapidement, et la malade reprend ses occupations habituelles.

Le 18 février, la malade revient à la consultation, et nous dit
avoir ressenti pendant trois nuits consécutives des douleurs assez
vives dans la région du foie. Selles un peu décolorées. Les urines
sont comme du vin de Madère. Elle craint une rechute. — Nous
donnons à la malade 3 gr. de rhubarbe en cinq paquets. Eau de
Vichy.

L'attaque véritable et complète avorte, et la malade reprend son
régime ordinaire, tout en faisant constamment usage d'eau de
Vichy aux repas.

4 mars. Mme Bellanger rentre à l'infirmerie pour des douleurs
très-vives au niveau du rein droit. Ces douleurs, accompagnées de
frissons très-intenses, paraissent suivre le trajet de l'uretère du côté
droit, et on se trouve en présence d'un accès de colique néphrétique, que les autres symptômes viennent confirmer. La peau est
chaude; pouls, 90. Soif vive. L'urine, rendue en petite quantité,
présente une masse floconneuse et blanchâtre. La malade dit souffrir en urinant, et répète cet acte chaque demi-heure, dans l'impossibilité où elle se trouve de conserver une grande quantité d'u-
rine dans sa vessie. — Chiendent, grand bain.

Le 5. Les douleurs sont moins vives. Le pouls est tombé à 80.
L'urine est blanchâtre, mais laisse déposer une certaine quantité
de filaments qui sont formés par du mucus. Pas d'albumine, pas
de pus ni de sang. Deux jours après, sous l'influence de bains et
de tisanes rafraîchissantes, les accidents avaient disparu.

27 juin. La malade a une attaque de coliques hépatiques, sans
ictère, mais avec envies de vomir, et grande douleur dans la région hépatique. Les garde-robes sont à peu près normalement colorées, les urines couleur un peu foncée.

Elle nous remet une certaine quantité de petits graviers qu'elle à recueillis dans ses urines, qui ressemblent tout à fait à des grains de millet, ou à des pepins de fraise. Ces graviers sont, paraît-il, expulsés sans douleur. La malade nous dit en rendre ainsi depuis une quinzaine de jours environ.

Au bout de deux jours, à la suite de bains et de cataplasmes, de purgatifs, la douleur hépatique disparaît, et la malade quitte l'in-firmerie.

14 avril 1868. Rentrée à l'infirmerie pendant le mois de décem-bre, elle y séjourna jusqu'au 3 janvier 1869, pour des coliques né-phrétiques du côté gauche, accompagnées de douleurs en ceinture, d'urines rouges et sédimenteuses.

Le 15. Elle tombe sans connaissance dans sa chambre, sans se rendre compte de la cause de sa chute, ni du temps que dura sa perte de connaissance.

On la porte à l'infirmerie, où elle séjourne pendant un mois, avec des symptômes d'embarras gastrique, un peu de pesanteur du côté du foie, mais pas de colique proprement dite. Pendant ce séjour à l'infirmerie, elle avait la face légèrement ictérique, la lan-gue toujours saburrale (purgatifs). Les derniers jours de février, après sa sortie de l'infirmerie, elle est tout à coup prise de vomis-sements bilieux, sans coliques, et de diarrhée bilieuse durant trois jours. Ces derniers accidents, promptement arrêtés, n'ont pas re-paru. Bonne santé depuis.

Les malades comparent cette douleur, tantôt à un pincement, à une déchirure, à une brûlure; tantôt ils disent éprouver un sentiment de compression par quel-que chose qui les étreint violemment. Il en est qui se servent d'expressions imagées pour traduire ce qu'ils éprouvent; ils vous parlent « d'un poisson qui frétille, d'une bête qui remue sans cesse, » enfin, Fabrice de Hilden dit qu'un de ses malades avait la sensation d'un corps qui se portait d'un côté à l'autre, quand il chan-geait de position, et en conclut qu'il avait un calcul dans la vésicule?

D'ordinaire la pression n'amende pas la douleur comme cela arrive dans la colique de plomb.

En proie à des sensations aussi pénibles, les malades
sont quelquefois pris de délire et tombent dans des convulsions qui font craindre pour leur vie. Dans cet état
d'agitation extrême, les malades nerveux et impression-
nables poussent des cris, se roulent à terre et menacent
même de se donner la mort, si on ne met un terme à
leurs souffrances. F. Dufresne cite l'observation d'une
personne de 27 ans, que les attaques mettaient dans un
tel état d'agitation, qu'elle entrait dans une véritable fu-
reur et perdait complétement la raison. Les doigts se
crispaient dans la paume des mains avec assez de violence pour que les ongles eussent pénétré profondément
dans la peau.

Convulsions. — Dans quatre cas sur treize de reten-
tion de la bile par concrétions biliaires, le Dr Duparcque (1) observa un symptôme des plus curieux, et qu'il
regarde même comme pathognomonique de cette affection. Ce symptôme consiste en un spasme clonique,
commençant par le côté droit de l'abdomen, dont les parois, de ce côté seulement, présentaient des mouvements
vifs et répétés d'élévation et d'abaissement alternatifs.
Puis la cuisse correspondante, puis la jambe et le pied
participaient à ces convulsions, qui gagnaient alors la
poitrine, le membre supérieur, le cou et la tête aux diverses parties de laquelle elle imprimait des secousses
analogues à celles que détermine l'épilepsie. Alors la
respiration s'embarrassait, et les membres du malade
tombaient dans une résolution complète. Ces phénomènes se renouvelaient par accès, et comme les coliques hépatiques. Dans les quatre cas observés par le

(1) Duparcque. Revue médicale, 1844, t. I, p. 207.

Dr Duparcque, ce furent des femmes qui présentèrent, ces étranges symptômes d'hémi-épilépsie du côté droit et toutes les quatre survécurent à ces accidents en apparence si redoutables.

Dans le paroxysme des douleurs, les malades prennent les positions les plus bizarres et les plus singulières. Les uns se courbent en deux; F. Dufresne cite un malade qui, pour se soulager, se mettait à genoux, penchait son corps en avant et allait appuyer sa tête sur le sol. Certains malades se livrent à un mouvement d'oscillation comme font les nourrices, pour endormir leurs enfants (Bricheteau).

Répétons, toutefois, que les coliques ne se présentent pas constamment avec cet appareil de symptômes si effrayants, et Wolff dit que, dans ses quarante-cinq observations, la douleur ressemblait à une sourde sensation de pression. On comprend, du reste, que le tempérament des individus doive avoir une grande influence sur le développement de ces accidents, et que l'accès de colique hépatique soit tout différent, si on l'observe chez une femme hystérique ou chez un sujet à tempérament lymphatique, chez un enfant ou chez un vieillard.

Gonflement du foie. — D'après Beau, le gonflement du foie est constant, et le malade lui-même a la sensation d'une masse énorme qui remplit son hypochondre. Il résulte du gonflement du foie que le diaphragme est singulièrement gêné dans ses mouvements d'abaissement, de là cette dyspnée particulière à la colique hépatique, dyspnée caractérisée par des inspirations brèves, nombreuses, entrecoupées. Wolff signale aussi le gonflement du foie comme s'observant dans la colique hépatique, mais il ignore si ce symptôme s'observe toujours.

Troubles des voies digestives. — Du côté du tube digestif, les malades éprouvent des troubles variés. La soif est vive, la bouche amère, pâteuse, la langue blanche. Les uns ont des hoquets ou des nausées ; les autres sont tourmentés par des vomissements répétés. Les matières rendues consistent en débris d'aliments, si le malade est pris de coliques hépatiques peu après son repas, ou bien ce sont des mucosités colorées par la bile ou simplement un liquide incolore. On comprend, en effet, sans peine que quand les calculs sont engagés dans le canal cholédoque et bouchent complétement ce conduit, il ne puisse y avoir de vomissements bilieux ; ce fait s'explique par l'obstacle que le calcul met au passage de la bile. Toutefois des concrétions peu volumineuses peuvent traverser le canal cholédoque en provoquant des coliques, sans empêcher la bile d'arriver dans le duodénum et dans l'estomac.

Franck cite deux exemples de calculs biliaires rendus par le vomissement, et tous deux chez des femmes. Le Dr Bricheteau (1), dans sa clinique, cite une observation du Dr Salone, dans laquelle une femme atteinte d'accidents formidables de calculs biliaires, finit par rendre une concrétion biliaire de volume considérable par le vomissement. Morgagni rapporte bien quelques cas où des concrétions ont été rendues par la même voie, mais le défaut d'analyse chimique fait naître quelques doutes sur la nature des concrétions rendues. Réunissant tous

____

(1) Bricheteau. Clinique de l'hôpital Necker, 1835.

Magnin.

ces faits, Fauconneau-Dufresne est parvenu à en rassembler huit observations.

Durée des douleurs. — Au bout d'un temps variable, depuis une demi-heure jusqu'à vingt-quatre et quarante-huit heures, les phénomènes si douloureux cessent après avoir présenté des exacerbations et des rémittences plus ou moins longues. Tantôt les douleurs diminuent peu à peu, tantôt elles disparaissent comme par enchantement, au moment où le malade paraissait exposé au plus grand danger. A la suite de cette cessation des phénomènes douloureux, certaines malades éprouvent des sensations particulières. Franck rapporte que quelques malades, à la fin de l'accès, « disaient sentir un corps tomber et se déchirer. »

Le Dr Macquart (1), qui lui-même était atteint de coliques hépatiques, raconte qu'il éprouvait du côté du foie, un petit mouvement semblable à un ressort qui se détend. Alors tous les symptômes disparaissent, le calme revient, le malade peut retourner à ses occupations.

La cessation des douleurs coïncide avec l'arrivée dans l'intestin du calcul qui obstruait les voies biliaires.

Coloration des selles. — Le plus souvent on observe une constipation opiniâtre au moment de ces accès : mais quand il y a des matières rendues et quand il ne pénètre que peu ou pas de bile dans l'intestin, on remarque que les selles sont décolorées, couleur d'argile ou de plâtre. Dans certains cas il survient une diarrhée intense, peu colorée, blanchâtre, qui, ajoutée aux autres symptômes, a pu faire croire à une attaque de choléra.

(1) Thèse de M. Guilbert, Paris, 1837, n° 470.

L'observation 1re présente une erreur de ce genre ;
voici un fait analogue :

OBSERVATION II.

Mme Roblot, âgée de 74 ans, concierge, d'une constitution délicate, est à l'hospice des Ménages depuis dix ans. Depuis trente ans
elle souffre de coliques hépatiques.

La première attaque l'a prise en sortant de table. Elle vomit
abondamment de la bile ; une douleur vive au côté droit, s'accompagnant d'un accès de fièvre des plus intenses, se fit sentir ; en
même temps ses urines devinrent très-foncées, analogues à du laudanum. Les selles ressemblaient à de la cendre délayée. On crut, à
l'hospice du Midi, où elle se trouvait en ce moment comme concierge, *qu'elle avait le choléra.* Le lendemain, M. Ricord, en voyant
la teinte ictérique de son visage, et la couleur de ses urines, dit à
la malade qu'elle avait eu une colique hépatique.

Depuis cette époque, elle eut régulièrement un accès de colique
tous les mois ; ce retour périodique persista pendant une dizaine
d'années ; les accès duraient deux ou trois jours, et étaient beaucoup plus violents que maintenant ; toutefois ils ne s'accompa-
gnaient pas toujours d'ictère. Depuis quelques années les attaques
sont moins fréquentes.

Dans le courant de 1868 et 1869, elle a eu cinq ou six attaques
bien franches de colique hépatique, sans accidents particuliers.

Urines. — Les urines sont d'ordinaire peu abondantes, épaisses, et présentent une coloration plus ou
moins forcée, peu après l'accès ; elles sont tantôt couleur acajou, analogues à du vin de Madère ou à du
laudanum. Elles déposent dans les vases qui les contiennent et laissent une couche safranée sur les linges
avec lesquels elles se trouvent en contact. Examinées par
la méthode de Pettenkoffer, modifiée par Neukomm (1),
on y retrouve facilement la présence des acides biliaires.

Procédé de Pettenkoffer. — Ce procédé consiste à faire

(1) Neukomm Arch. fur anat. physiolog., 1860, p. 364

évaporer au bain-marie une petite quantité d'urine (cinq à six gouttes), à laquelle on aura ajouté une goutte d'acide sulfurique dilué (quatre parties d'eau pour une partie d'acide sulfurique monohydraté), plus une goutte d'une solution sucrée, faite avec une partie de sucre de canne et quatre parties d'eau. On porte le mélange au-dessus d'une petite lampe et on évapore à une douce chaleur. La réaction apparaît nettement, alors même que le mélange ne contient que six centièmes de milligramme d'acide cholique. S'il y a des sels biliaires ou de l'acide cholique, ou l'un de ses produits métamorphiques, la liqueur se trouble d'abord, puis elle s'éclaircit et devient jaune, et passant successivement par le rouge cerise et le rouge carmin, se fixe à une belle teinte de *pourpre violet*. C'est cette dernière teinte qui seule est caractéristique. On ne peut rien conclure si la liqueur reste au rouge.

Ictère. — Il est un symptôme de la colique hépatique qui existe souvent, mais qu'on ne rencontre pas dans un certain nombre de cas. Nous voulons parler de l'ictère qui se montre en général quelque temps après l'accès. Autrefois on croyait que l'ictère était un phénomène constant dans cette maladie et Baglivi, à ce sujet, s'exprimait en ces termes : « Cum icteros videris pertinaces, vel sanatos, vel recidivantes, pro certo habeas eos à calculo vesicæ felleæ propigni. »

Delius (1), un des premiers, cita des exemples de pierres volumineuses rejetées par les selles sans production d'ictère.

Morgagni (2) fit remarquer que les pierres dans la

(1) Delius. De chotith, observ. 1782.
(2) Morgagni. De sedibus et causis morborum, 37e lettre.

vésicule ne déterminaient jamais d'ictère et cita un grand nombre de faits à l'appui de sa manière de voir.

Il rapporte que Scultet disséqua un Français qui n'avait pas d'ictère et qui cependant « avait le porebiliaire tellement obstrué dans la partie qui s'insère au duodénum par un caillou de la grosseur d'un pois, qu'on ne pût faire sortir la moindre quantité de bile par ce pore. »

Presque tous les auteurs admettent aujourd'hui que l'ictère peut manquer dans la colique hépatique. Chomel cite l'observation d'une femme qui eut en trois mois 34 attaques de colique hépatique acccompagnées une fois seulement d'ictère.

M. Aubry (1) présenta à la Société anatomique le foie d'une malade qui n'avait pas d'ictère pendant sa vie et cependant cet organe était tellement rempli de matière calculeuse qu'on l'aurait cru injecté; le cholédoque renfermait dans sa partie supérieure un calcul volumineux.

Trousseau cite un cas analogue: pendant quatre ans, une malade eut des coliques hépatiques et pas d'ictère; la cinquième année, elle fut prise de coliques accompagnées d'ictère.

Dans les observations que nous relatons dans ce travail, nous trouvons plusieurs exemples de coliques sans ictère.

Les observations du Dr Wolff tranchent la question: dans les 45 cas qu'il a rapportés, l'ictère a manqué dans tout le cours de la maladie vingt-cinq fois; il a existé vingt fois, et ce médecin fait remarquer avec

(1) Bull. de la Soc. anat., 1843, p. 69.

raison que les cas avec ictère échappent rarement, tandis que quand celui-ci manque, la recherche des calculs est souvent négligée. Dans le cas où l'ictère n'existait pas, les attaques étaient quelquefois très-violentes, et d'une intensité extrême, habituellement modérées.

Quelles sont donc les conditions de l'absence de l'ictère? Le volume des pierres peut être considérable dans ces cas, et par contre, on a vu l'ictère survenir chez des gens qui n'ont rendu que des pierres du volume d'un pois. M. Barth (1) a invoqué la forme des calculs et a fait remarquer que les calculs anguleux et inégaux sur leurs bords laissaient couler la bile; on comprend cette explication pour de gros calculs seulement, et du reste, on a trouvé des cas avec ou sans ictère dans lesquels des pierres anguleuses ou rondes, petites ou grosses ont été rendues. Il faut admettre d'autres causes capables de jouer un rôle dans ces cas complexes et embarrassants. Il est probable qu'ici les conditions individuelles jouent un grand rôle. Le canal cholédoque peut être large ou étroit, long ou court chez tel ou tel individu, de là des symptômes chez les uns qu'on ne rencontre pas chez les autres. Dans ces cas, le canal cholédoque se laissera distendre facilement sans donner lieu à des symptômes très-douloureux, et chassera rapidement le calcul dans l'intestin; dans un autre cas, le calcul irritant les parois du cholédoque fera contracter ce conduit, de là des douleurs et une rétention de bile qui ne pouvaient se produire dans le cas précédent.

De plus, on comprend que l'ictère puisse manquer dans le cas où le calcul est engagé dans le canal cys-

____

(1) Gaz. hebdom., 1854, t. I, p. 23.

tique, bien qu'une violente douleur accompagne cette migration.

Anomalies des voies biliaires empêchant l'ictère dans la colique hépatique. — Enfin, il est toute une classe de faits sur lesquels ont particulièrement insisté Morgagni (1) et Franck (2), qui permettent d'expliquer sans difficulté les cas où les coliques hépatiques se présentaient sans ictère. Nous voulons parler des anomalies des voies biliaires. Tantôt il s'agit d'une disposition particulière des conduits, analogue à celle que Fallope affirme avoir vue deux ou trois fois, c'est-à-dire la division du conduit commun en un double canal, un peu au-dessus de l'intestin duodénum, division observée aussi par Ab. Vater; alors si un conduit est bouché, il en reste encore un par où s'écoule la bile dans les intestins et il n'y a pas d'ictère. Vesling trouva aussi, chez une femme, une vésicule remplie de calculs et obstruée, chez laquelle un conduit, né du foie, s'avançait à côté du pore biliaire rempli de calculs et se terminait à l'intestin jéjunum.

Franck, de son côté, cite un cas où le calcul cholédoque se terminait par deux branches, dont l'une s'ouvrait dans le jéjunum, et l'autre dans le côlon.

Quoi qu'il en soit de ces anomalies, disons que l'ictère, quand il existe, est plus ou moins intense, et persiste un temps variable de quelques jours à plusieurs mois. On a parfois observé sa réapparition à chaque attaque, et il semble dans ces cas que des calculs évacués à des intervalles plus ou moins rapprochés, for-

(1) Morgagni, 37ᵉ lettre.
(2) Franck. Path. int., t. VI, p. 258, 1857.

mant soupape dans les conduits de la bile, viennen
d'une façon intermittente faire arrêt au cours de la
bile. On s'explique de cette manière la coloration à peu^t
près constamment ictérique des téguments de certaines
personnes en proie à de fréquentes attaques de colique
hépatique.

Pouls.—Dès 1783, Coë avait dit que dans les coliques
intenses le pouls n'augmentait pas de fréquence. Vers
la même époque, Heberden citait le fait d'un homme
qui, pendant un accès des plus violents, avait le pouls
aussi calme que dans un profond sommeil. Pembeston
alla même jusqu'à dire que le caractère du pouls pouvait servir à distinguer l'accès de colique de l'inflammation des voies biliaires.

Ces observateurs, en attachant une importance un
peu trop grande au caractère du pouls dans la colique
hépatique, sont peut-être allés trop loin, mais le fait en
lui-même est exact. Dans les attaques de moyenne intensité, le pouls est normal et même assez souvent ralenti. Bamberger et Budd l'ont trouvé lent et petit dans
la majorité des cas; Wolff a noté constamment un ralentissement du pouls; Fauconneau-Dufresne et Henoch
l'ont trouvé le plus souvent petit et fréquent; mais
ont-ils bien tenu compte des complications, comme
l'ulcération et l'inflammation des conduits biliaires,
dans lesquelles on observe forcément une accélération
du pouls.

Du reste, ce ralentissement du pouls est en parfait
accord avec la théorie émise par Brown-Séquard qui
admet que sous l'influence d'une irritation du grand
sympathique et par suite des ganglions semi-lunaires,

il résulte une excitation de la moelle se transmettant au pneumo-gastrique, qui détermine un état syncopal plus ou moins prononcé, mais constant, un ralentissement des pulsations cardiaques et par suite un abaissement de la température centrale. Ce collapsus est assez fréquent dans les coliques hépatiques. Des syncopes sont survenues et ont même plusieurs fois entraîné la mort quand elles se prolongeaient trop longtemps. Durand-Fardel (1) en cite deux cas, Abercrombie (2), Portal (3) en ont rapporté plusieurs exemples. M. Charcot en a observé un cas dont voici la description :

OBSERVATION III.

Calculs biliaires enchatonnés. — Mort rapide.

Bidelot (Marie), âgée de 85 ans, blanchisseuse, entre à l'hôpital le 17 mai 1852.

Cette malade déclare, le jour de son entrée, qu'elle ne souffre que depuis la veille, de vomissements dont on ne put déterminer la cause ; habituellement elle jouit d'une bonne santé. A la visite on observe un refroidissement notable des extrémités ; les yeux sont enfoncés et bordés d'un cercle noir très-foncé ; la face est grippée, les lèvres violacées ; une teinte terreuse un peu ictérique se remarque sur le visage. Les parties centrales du corps sont brûlantes, tandis que les jambes, à partir des genoux, sont froides, et les mains violacées. Elle accuse une vive douleur dans le ventre, ayant surtout son siége dans le côté droit, et dans la région du foie en général. Elle pousse des cris quand on palpe, et surtout quand on percute au niveau de cette région. A la percussion, le foie est assez volumineux, sans qu'il n'y ait rien d'excessif ; on ne sent aucune tumeur. Le pouls est fréquent, petit. L'abdomen est volumineux et rend un son hydroaérique. Depuis qu'elle est à l'hôpital, la malade ne vomit plus. L'auscultation ne démontre absolument

(1) Durand Fardel. Traité des maladies des vieillards, p. 785.
(2) Abercrombie. On diseases of the stomach, Édimbourg, 1837.
(3) Portal. Maladies du foie, p. 170, obs. C. et E.

rien dans la poitrine. — On se contente de prescrire des sinapismes.

Le 18, même état; le refroidissement des extrémités persiste,
et la malade présente un état typhoïde très-prononcé; elle ne dit
pas souffrir beaucoup. Elle a un peu de subdélirium et ne répond
pas nettement aux questions qu'on lui adresse. On réveille de la
douleur à la pression sur le côté droit, au niveau du foie. Rien de
particulier dans la poitrine. Le soir, la peau s'est couverte d'une
sueur abondante et visqueuse. — Potion calmante, sinapismes.

Le 19, au matin, la malade s'est réchauffée; les lèvres sont moins
violacées; la langue est sèche, le pouls est misérable, irrégulier et
fréquent. État typhoïde plus prononcé que la veille. La teinte ictérique est très-apparente. La malade meurt à quatre heures du soir.

Autopsie. — Rien dans les poumons, rien au cœur, ni dans les
autres viscères. Pas de trace de péritonite. Le foie, modérément
gros, a une coloration verte très-foncée, due à l'accumulation de
la bile dans son intérieur.

Le canal cholédoque est extrêmement volumineux et a près de
2 centimètres de diamètre. Il s'effile un peu du côté du duodénum;
et près de son orifice, dans l'intestin, il a à peu près son volume
normal; l'orifice est d'ailleurs perméable.

Au premier abord, il semble qu'il n'y ait pas de vésicule biliaire.
Cependant on trouve à sa place une double poche. Celle qui correspond au fond de la vésicule forme comme une espèce de kyste
qui ne communique avec l'autre poche qui est plus rapprochée du
canal hépatique que par une portion qui laisse passer tout au plus
une soie de sanglier. La première de ces poches, à parois dures et
épaisses, contient cinq calculs blancs; la seconde n'en contient
qu'un seul, qui a la forme de la vésicule biliaire, et présente une
espèce de col qui s'introduit dans le canal cystique, qui l'étrangle
à ce niveau. Dans le canal même, ce calcul se dilate un peu en
forme de tête. Un autre calcul analogue au précédent existe dans
le canal cholédoque, à l'endroit où ce canal va s'ouvrir dans le
duodénum. Le canal cystique est extrêmement court; il n'en est
pas de même du canal hépatique qui est très-dilaté, ainsi que ses
ramifications qui sont pleines d'une bile épaisse, jaune; les ramifications sont dilatées très-loin dans le foie, et on rencontre çà et
là de petites ampoules où existe de la gravelle biliaire sous forme
de poudre.

La membrane muqueuse des conduits dilatés et de la vésicule
est très-épaisse, et on y voit çà et là des orifices folliculaires béants;

partout on ne rencontre dans les parois des canaux autre chose
que les traces d'une inflammation chronique ancienne.

Frisson. — Signalons seulement pour le moment un
symptôme assez fréquemment observé, sur lequel nous
reviendrons longuement dans le prochain chapitre :
nous voulons parler du frisson qui se présente dans les
coliques hépatiques, qui suit toujours le début de la
douleur et cesse d'ordinaire plus tôt que celle-ci. Ce
frisson est accompagné d'une élévation considérable
de la température, 40°,5 d'après Frerichs. Aussi a-t-on
pu croire parfois à une véritable fièvre intermittente,
et l'analogie a été assez frappante dans un cas pour
qu'un observateur tel que Frerichs s'y soit laissé prendre.

MARCHE, TERMINAISON. — D'ordinaire, les malades se
remettent assez vite des accidents de la colique hépatique ; une fois que l'obstruction a cessé, ils ne conservent plus, le lendemain de leur attaque, qu'une teinte
ictérique qui persiste un temps variable, et parfois une
démangeaison sur le corps assez pénible, mais sans aucun danger.

L'appétit ne renaît que lentement, un état saburral et
une sorte de dégoût pour les aliments persiste assez
longtemps, et les amers et les purgatifs sont souvent
impuissants à en triompher (1). Enfin, le plus ordinairement, la santé renaît peu à peu et les malades peuvent reprendre leurs occupations.

Dans quelques cas, heureusement fort rares, des
troubles graves de l'intelligence ont suivi de violentes

(1) Cette influence des maladies du foie sur l'appétit se remarque
non-seulement dans les coliques hépatiques, mais encore dans le cancer du foie, et nous la trouvons signalée dans plusieurs de nos observations.

attaques de coliques hépatiques. F. Dufresne cite une malade qui perdit complétement la mémoire à la suite d'une attaque de ce genre. D'autres restent en proie à des hallucinations.

Paralysies. — Des symptômes de paralysie du côté droit ont été signalés plusieurs fois à la suite de violents accès de coliques. Bianchi (1), Sauvage (2), en ont cité des exemples. Ce dernier auteur dit que les tremble- ments et même les mouvements spasmodiques des extrémités peuvent devenir permanents, quand les ac- cès sont souvent répétés.

Ces exemples de terminaison de la colique hépatique sont excessivement rares, et d'ordinaire cette affection ne laisse après elle aucun symptôme alarmant. La plu- part des malades du Dr Wolff, observés pendant de longues années, ont fini par être débarrassés de leurs coliques et ont recouvré une santé parfaite.

Telle est la série de symptômes variés et si caracté- ristiques auxquels donne lieu la présence des calculs dans les voies biliaires et leur migration dans un point de ces conduits. Mais ce n'est là qu'une des manifesta- tions de la lithiase biliaire, et on comprend facilement que des calculs dans les voies biliaires puissent donner lieu à une foule de lésions très-différentes de celles que nous venons de passer en revue. En effet, les concré- tions peuvent tantôt ulcérer les conduits biliaires ou la vésicule, les perforer en déterminant les plus graves accidents, et donner lieu à des fistules externes ou à des accidents inflammatoires graves. Nous en rappor-

---

(1) Bianchi. Hist. hép., pars III, pages 575 et 594. Genève, 1725.
(2) Saúvages. Hepatalgiâ calculosâ, in nosol. meth. Amsterdam, 1768.

tons trois exemples à la fin de notre thèse (obs. 14, 15, 16); tantôt pénétrant dans le duodénum, les calculs peuvent déterminer des accidents d'iléus en obstruant le canal intestinal, ou bien encore ils peuvent s'introduire dans l'appendice vermiculaire et entraîner une péritonite par perforation constamment mortelle. D'autres fois enfin, ils ulcèrent un conduit biliaire ; si cette ulcération se fait au voisinage d'une veine un peu volumineuse, on comprend qu'il puisse s'en suivre une hémorrhagie mortelle (Rayer) ou bien une pyléphlébite.

Diagnostic. — Le diagnostic des calculs biliaires est facile dans un grand nombre de cas, mais il est des circonstances qui augmentent beaucoup les difficultés. On comprend par exemple que les calculs de la vésicule soient très-difficiles à reconnaître, à moins qu'ils ne soient accessibles à la palpation, car ils ne déterminent pas de douleurs et peuvent séjourner longtemps dans ce réservoir sans se révéler par aucun symptôme appréciable. Morgagni disait, du reste, à ce propos : « Neutrum igitur perpetuum et peculiare horum cal- « culorum signum esse posse. »

On ne sera donc certain de la présence des calculs biliaires que lorsqu'on les aura retrouvés dans les selles ; et, pour arriver à ce résultat, il faut s'armer de patience et se livrer à la recherche des calculs pendant un temps variable, mais beaucoup plus long qu'on ne le fait généralement. M. Wolff a prolongé cet examen chez ses malades pendant 3, 6, 8, et même dans un cas pendant 18 mois, et chez tous il est parvenu à retrouver dans les matières fécales les graviers qui causaient les accidents précédemment observés. En général, un examen prolongé pendant 2 à 12 mois suffit pour arriver à un résultat qui confirme le diagnostic.

Pour se livrer à ces recherches, c'est au crible qu'il faut avoir recours ; et, d'après M. Wolff, c'est le seul moyen d'éviter toute erreur.

Traitement.— Nous ne parlerons ici que du traitement de la colique hépatique. — Nous n'en sommes plus au temps où on espérait, par l'ingestion de médicaments appropriés, dissoudre instantanément les concrétions du foie, comme on peut le faire dans une expérience de laboratoire. Aussi le médecin doit-il se résoudre à soulager son malade dans l'accès de colique hépatique et à favoriser le passage du calcul dans l'intestin.

C'est surtout aux calmants de la sensibilité qu'on devra avoir recours. L'opium et ses diverses préparations seront ordonnés avec avantage par la méthode des injections sous-cutanées, surtout quand il y aura des vomissements. La belladone, intus et extra, agira dans le même sens.

Le chloroforme est aussi un moyen précieux et a un double avantage : il calme les douleurs et il favorise le dégagement du calcul, en relâchant les fibres musculaires.

En même temps, on applique des émollients, des cataplasmes chauds ; ou bien, comme cela se fait en Allemagne, une vessie de glace sur l'hypochondre douloureux. Dans quelques cas, nous avons vu des malades être soulagés par des bains prolongés pendant plusieurs heures. Ce moyen agit dans le même sens qu'une application de sangsues qui est parfois indiquée.

Contre les vomissements, prescrire des boissons gazeuses froides, prises en petite quantité, de la glace, etc.

En combinant ces divers moyens, le médecin arrive presque toujours à soulager son malade. Il lui reste alors à entreprendre le traitement curatif de la lithiase biliaire; mais les limites de notre sujet nous obligent à renoncer à cette étude.

DEUXIÈME PARTIE.

La lithiase biliaire donne assez souvent lieu à un symptôme qui a été signalé par presque tous les auteurs, mais aucun d'eux n'a cherché à en tirer parti pour le diagnostic et à interpréter sa véritable signification. Presque tous se bornent à le mentionner sans y attacher aucune importance clinique; quelques-uns même l'ont complétement passé sous silence.

Nous voulons parler de ces accès de fièvre analogues à ceux qu'on observe dans la fièvre intermittente, et qui sont caractérisés par un frisson avec chaleur centrale et accélération du pouls.

L'étude de ce symptôme est des plus intéressantes au point de vue du diagnostic, et nous citerons des exemples de calculs dans le foie qui ne manifestèrent pendant un certain temps leur présence que par un accès de frisson. Une fois le rapport de ces frissons avec la lithiase biliaire bien établi, nous chercherons à nous rendre compte de sa production, et nous insisterons surtout sur les moyens qui peuvent faire distinguer ces accès de fièvre de ceux qu'on observe dans les fièvres intermittentes et dans la pyohémie.

HISTORIQUE.

Dès 1795, Sœmmering (1), dans son mémoire sur les concrétions biliaires s'exprime en des termes précis sur ce sujet : « A doloribus vehementia sævientibus, alia « adhuc, et quidem gravissima, mala excitantur..... « Hinc varii motus febriles, hinc et *ipsa febris intermit-* « *tens.* »

Senac (2) aussi avait observé ces accès de fièvre liés à la présence des calculs dans le foie : « Eas febres quoti- « dianæ (quæ ab intermittentibus alienæ earum speciem « præ se ferunt) observare est in iis qui partium qua- « dam laborant obstructione, in abdomine impri- « mis, etc..... »

Parmi les auteurs modernes, un certain nombre en ont parlé. Bricheteau (3), dans sa clinique, cite l'obser- vation d'un malade qui présenta des frissons en même temps qu'une douleur à l'hypochondre droit, des vo- missements bilieux, de la fréquence du pouls, de la cé- phalalgie. Le lendemain, la peau et les yeux de la ma- lade étaient jaunes, etc. En un mot, il s'agissait d'un accès de colique bien caractérisé, car le lendemain les symptômes fébriles avaient disparu.

Dans la thèse de M. Guilbert (4), citée par Faucon- neau-Dufresne, nous trouvons une observation très- complète de colique hépatique dans laquelle on observa de violents frissons répétés pendant plusieurs jours.

Fauconneau-Dufresne (5) lui-même dit que souvent il

(1) Sœmmering. De concrementis biliariis (1795), p. 60.
(2) Senac. De recondità febrium natura, p. 63.
(3) Bricheteau. Clinique de Necker, p. 337.
(4-5) Fauconneau-Dufresne. Traité de l'affection calculeuse du foie, 1851, p. 158 et 221.

Magnin.   3

se manifeste dans le cours d'un accès de colique un tremblement suivi d'une sueur glaciale.

Monneret (1) insiste longuement sur les fièvres hépatiques dans différents passages de ses publications, mais il ne paraît pas disposé à les attribuer à l'affection calculeuse, car dans un article inséré dans la *Revue médico-chirurgicale* de 1849, il s'exprime en ces termes : « On peut se demander si la présence des calculs dans les voies biliaires ou la cholécystite ne pourraient pas déterminer des accidents identiques. Il me semble que le doute n'est pas permis à cet égard, et les calculs biliaires ne sont pas capables de provoquer une fièvre intense et l'augmentation du volume du foie. »

Day (2) cite aussi des cas de coliques hépatiques souvent précédées ou accompagnées de frissons.

Jos. Franck (3) dit qu'on observe souvent dans la lithiase biliaire une petite fièvre qui a l'apparence d'une intermittente.

Trousseau (4) a observé des cas analogues.

Nieumeyer (5) dit que, dans certains cas, un tremblement spasmodique ou des frissons s'emparent des malades atteints de colique hépatique.

Budd (6) et Murchison (7) font remarquer que les concrétions hépatiques donnent parfois lieu à des attaques de frisson, suivi de chaleur et de sueur de manière à simuler une fièvre intermittente.

(1) Monneret. Pathol. int., t. I, p. 659.
(2) Day. Domestic management and mort important diseases of advanced life. London, 1849.
(3) J. Franck. Path., t. II, p, 119.
(4) Cliniq. méd., t. III, p. 234.
(5) Niemeyer. T. I, p. 818.
(6) Budd. Diseases on the liver.
(7) Murchison. Diseases on the liver, p. 502 et 503.

Leared (1) dit aussi que, dans des cas analogues, il existe un état qui ressemble à une fièvre intermittente.

Le Dr Wolff, déjà cité, a remarqué que dans les 45 cas qu'il a observés, très-souvent, mais non constamment, les accès étaient accompagnés de frissons.

Frerichs (2) donne une description exacte de ces frissons si singuliers. Cet auteur fait observer que dans plusieurs cas de sa pratique, le début de la colique hé-patique fut accompagné par un accès de fièvre intense, souvent suivi de chaleur et de sueur, avec accroissement de la température ; des accès semblables revenaient à des intervalles irréguliers avec chaque mouvement d'exacerbation de la douleur jusque après la disparition des accidents par l'issue du calcul.

Enfin, le Dr Luton (3) confirme les opinions de Frerichs sur ce sujet.

Nous voyons, par ce court aperçu historique, que beaucoup d'auteurs ont observé ces symptômes fébriles dans la lithiase biliaire ; mais tous l'ont regardé comme de peu de valeur clinique et comme purement acces-soire. Nous allons chercher, au contraire, à prouver que parfois les calculs ne trahissent leur présence dans les voies biliaires que par ces accès de fièvre seulement, et nous citerons à l'appui, des observations qui nous pa-raissent établir une relation évidente entre cette fièvre intermittente et la lithiase biliaire.

(1) Leared. Lancet, p. 764, 12 décembre 1868.—Med. Society. London.
(2) Frerichs. Traité des maladies du foie, 1866, p. 823-825.
(3) Luton. Dict. de méd. prat., t. V, p. 71.

Description de la fièvre intermittente symptomatique de la lithiase biliaire.

Dans quelques cas, on observe un frisson très-intense allant jusqu'au tremblement de tout le corps, et s'accompagnant d'une élévation de la température centrale qui peut aller jusqu'à 42°,5. En même temps, tout le corps du malade est algide, ses lèvres sont cyanosées, son teint livide. Ce frisson est véritablement fébrile et non purement nerveux, car, en même temps que lui, on observe un pouls qui peut s'élever jusqu'à 120 pulsations.

1° Tantôt des frissons intenses suivis de chaleur, rarement de sueurs, accompagnent les autres accidents de la colique hépatique. Ces frissons se répètent à chaque accès et sont précédés d'une vive douleur dans l'hypochondre droit, vomissements, urines colorées par la bile, selles argileuses, ictère ; en un mot, de tous les symptômes de l'obstruction des voies biliaires. Ces faits ne sont pas rares, et Frerichs en cite un cas que nous croyons devoir rapporter ici :

OBSERVATION IV

Douleurs cardialgiques et ictère ; récidive ; catarrhe bronchique ; douleurs à l'épigastre et dans l'hypochondre droit ; exagérations de ces douleurs auxquelles se joignent des frissons et une élévation de la température après le repas, le tout ayant un caractère pseudo-intermittent. — Évacuation de fragments d'un calcul biliaire désagrégé, diminution des douleurs et des frissons. — Guérison.

Frédérique Bielefield, servante, âgée de 25 ans, resta en traitement à la clinique médicale de la Charité, à Berlin, depuis le 25 février jusqu'au 13 mars 1861.

Elle raconte qu'antérieurement elle a beaucoup souffert de crampes d'estomac; cependant elle en a été exempte pendant ces deux dernières années.

En janvier 1861, elle fut atteinte d'un ictère, qui disparut rapidement.

Le 19 février 1861, apparurent dans le creux de l'estomac des douleurs qui s'accompagnèrent d'une sensation de délabrement; les garde-robes devinrent difficiles et pâles; l'ictère reparut.

Le 24. Elle se présenta à l'hôpital; le jour précédent, elle avait éprouvé du frisson.

La malade, dont l'état de nutrition est satisfaisant, est d'une couleur jaune foncé; elle se plaint principalement de toux, de perte d'appétit et de douleurs de tête.

En dehors des signes d'un catarrhe bronchique, l'examen du thorax ne fournit rien d'anormal; la matité hépatique commence au niveau de la sixième côte; sur la ligne parasternale, elle mesure 13 centimètres; sur la ligne mamillaire 19 centimètres, sur la ligne axillaire 16 centimètres. L'épigastre rend un son voilé; en ce point la pression est douloureuse, ainsi que du côté gauche, où la matité hépatique se confond avec celle de la rate. Une pression légère, exercée sur l'épigastre, excite une vive douleur, qui, parfois, se produit aussi spontanément, et, de là, s'irradie à droite vers la veine-porte; il existe un endolorissement léger des parties molles de l'épaule gauche; l'urine contient beaucoup de matière colorante biliaire et un peu d'albumine; les selles sont complétement décolorées.

Le 25, au matin, la température était de 37°,5; le pouls à 92. Dans l'après-midi, sur les deux heures, apparaît un frisson accompagné de vives douleurs dans l'épigastre et les deux hypochondres. La région hépatique est très-sensible au moindre contact; la température monte à 40°,5; 120 pulsations; 40 respirations; la chaleur dura jusque vers dix heures; alors survint la sueur, et la malade s'endormit. — Citrate de potasse avec eau d'amandes amères; lavements, cataplasmes chauds sur la région hépatique.

Le 26, au matin, la température est à 37°,8, le pouls à 96. Il y a eu une garde-robe de couleur grise; l'urine est d'un brun foncé; l'hypochondre droit très-sensible à la pression. Dans l'après-midi, à trois heures et demie, survient un violent frisson avec exacerbation des douleurs hépatiques; le frisson dure vingt minutes; il est suivi de chaleur et de sueurs qui se prolongent jusqu'à six heures. — Suc de citron pour boisson; ventouses sur l'hypochondre droit, puis cataplasmes chauds.

Le 27. Température à 37°,2; pouls à 94; les douleurs sont moindres; une évacuation grise et demi-fluide; à une heure et demie de l'après-midi, encore un frisson; température à 39°,5; pouls à 104; toux et expectoration catarrhale.

Le 28, au matin. Température à 37°,7; pouls à 96; douleurs moindres. Vers quatre heures, sans frisson et sans chaleur, apparaît une sueur légère qui dure un quart d'heure. Le soir, la température est à 38°; le pouls à 96.

1er mars. Température 37°,5; pouls 72; région hépatique moins douloureuse; les autres symptômes sans changement. Le frisson et la chaleur n'apparaissent pas. — Bicarbonate de soude.

Le 2. Température 36°,1; pouls 60. Douleurs vives et tiraillements dans l'épigastre; garde-robe verdâtre, dans laquelle on découvre de nombreux fragments d'un calcul biliaire rond, à structure rayonnée, composé de cholestérine et de cholépyrrhine calcaire. Trois heures plus tard, garde-robes colorées par la bile.

Le 3. Température 37°; pouls 56. L'endolorissement des hypochondres et de l'épigastre a disparu; seule, la région de la vésicule est encore sensible à la pression. La peau ainsi que l'urine ont pris une teinte plus pâle.

Le 5. Une selle colorée et tout à fait normale; la vésicule n'est douloureuse que si on la comprime fortement; la surface occupée par le foie a diminué de 3 centimètres environ.

Les selles sont encore difficiles; pour les rendre régulières, on est obligé de recourir aux eaux de Friedrichshall et à l'électuaire lénitif. La douleur dans le côté droit, que la malade ressentait encore lors d'une inspiration profonde, finit par disparaître après l'apparition de garde-robes copieuses. La coloration devint, surtout vers le globe de l'œil, d'abord verdâtre, puis finit par disparaître entièrement, et la malade, guérie, put être congédiée le 13 mars.

L'observation suivante se rapporte à un fait du même genre, et la fièvre intermittente qui se manifesta pendant tout le cours de la maladie nous paraît en relation évidente avec les autres accidents qui se produisaient du côté de l'organe hépatique :

OBSERVATION V.

Fièvre intermittente hépatique. — Ictère.

Femme Naudin (Louise), marchande des quatre saisons, âgée de 78 ans, née à Paris, entre le 15 janvier 1869, à l'infirmerie de la Salpétrière, dans le service de M. le Dr Charcot, salle St-Paul, 12.

Cette malade s'est toujours bien portée, n'a jamais fait de grandes maladies, et est entrée à la Salpêtrière à cause de son grand âge. Avant-hier, elle a été prise d'un frisson avec claquement de dents, et peu après sont survenus des vomissements. Hier un nouveau frisson s'est reproduit aussi intense que la veille. La malade se plaint d'un point de côté dans l'hypocondre droit, au niveau des fausses côtes. La douleur augmente par la pression. La langue est humide, blanchâtre. Constipation. A l'auscultation de la poitrine, pas de signes appréciables. Pas de bruit anormal au cœur. Face très-injectée. Pouls, 96 p. T. R. 40° 3/10.

16 janvier. Le matin, la langue est humide, la face est naturelle, le pouls à 92 avec de nombreuses irrégularités. Rien à l'auscultation. T. R. 37° 2/5. Le soir, elle a eu dans la journée un violent frisson qui a duré une demi-heure. En ce moment elle est reprise d'un léger frisson, qui empêche un examen complet. Elle est pâle, ses membres sont froids. Elle accuse une vive douleur dans le côté droit. T. R. 39°.

Le 17, matin. Douleurs vives au niveau du sein droit, réveillées par la pression ou la percussion. Rien d'analogue du côté opposé. Le frisson constaté hier soir a duré trois quarts d'heure, et pendant toute sa durée, la malade éprouve une vive douleur dans la région du foie, douleur qui, d'après elle, se serait calmée par la pression de la main appliquée sur ce point. On constate une coloration faible ictérique sur tout le corps. La malade a rendu hier des matières, le matin dures et grises, le soir molles et grises. Elle prétend que depuis huit jours elle n'avait pas été à la garde-robe. T. R. 37° 2/5. Le soir, la malade insiste sur la douleur qu'elle accuse à la région du foie, douleur augmentée par la pression. Elle n'a pas eu de frisson dans la journée. Pouls, 76 p. T. R. 37° 9/10.

Le 18. Le matin, à la visite, la malade est prise d'un frisson violent; la face est un peu terreuse, pâle et froide. La langue est sèche ; les bras et les jambes ont une chaleur normale. T. R. 38° 3/5. Au commencement du frisson, la malade n'accuse pas une douleur locale au niveau de la région hépatique, plus vive que d'habitude. Elle se plaint seulement de douleurs dans l'épaule droite et dans le coude du même côté. Rien d'analogue dans les articulations du côté gauche; pas de nausées, ni de vomissements. Quarante minutes après le commencement du frisson, la réaction commence, la peau est chaude, pas de moiteur et pas de transpiration. Les urines sont colorées, et par l'acide nitrique prennent une couleur verdâtre; les selles sont argileuses, mais cependant un peu colorées en gris verdâtre. Pouls, 100 p. T. R. 40° Le soir, la malade dit se trouver assez bien ; elle accuse toujours une vive douleur au côté droit et un peu de sensibilité à l'épaule droite. La langue est blanche, humide ; la face est jaunâtre, terreuse; les sclérotiques ne présentent pas cependant de teinte ictérique. Pouls, 68 p. T. R. 37° 4/5.

Le 19. Le matin, la teinte ictérique se généralise, et les sclérotiques sont elles-mêmes un peu jaunes. Les frissons ne se sont pas reproduits hier. La langue est humide ; la malade est abattue et porte sa main droite constamment appliquée sur le flanc droit qui la fait toujours souffrir. Pouls, 88. T. R. 38° 4/5. Le soir, la peau est chaude, pas de frissons dans la journée, la douleur persiste à droite. Pouls, 96. T. R. 39° 2/5.

Le 20. Le matin, la langue est un peu sèche, sans enduit ; la coloration jaune est très=manifeste sur toutes les parties du corps. Les frissons n'ont pas reparu hier soir, malgré la haute température observée. Elle ne peut s'asseoir sans éprouver une vive douleur dans la région rénale droite, où elle porte la main pour y exercer une pression pour la soulager. Pouls, 76. T. R. 38°. Le soir, bon état général, pas de frisson, douleur de côté toujours intense. Pouls, 96, T. R. 39°

Le 21. Le matin, on constate que la pommette droite est rouge et chaude ; la pommette gauche est froide et pâle. La langue est blanche avec une bande sèche sur la ligne médiane. Pas de frisson ni d'envie de vomir. Respiration très-nette à l'auscultation. Les matières sont toujours verdâtres. La malade n'a pas d'appétit et a même de la répugnance pour les aliments. T. R. 38° 1/5. Le soir, la douleur est moins vive dans le côté droit. Pouls, 80. T. R. 38, 5/10.

Le 22. Le matin, la malade souffre moins; la face est moins jaune ; l'état général est en somme meilleur. Les selles qu'elle a rendues sont demi-liquides et d'un vert foncé. Pouls, 84. T. R. 38° 4/5. Le soir, un peu d'appétit; bouillon. Pouls, 92. T. R. 38° 5/10.

Le 23. Elle a mangé hier soir avec appétit; mais aujourd'hui, elle a la peau chaude, la langue sèche, une soif vive. La douleur semble cependant diminuer chaque jour. Pouls, 80. T. R. 39° Le soir, T. R. 38° 3/10.

Le 24. Le matin, la malade se plaint vivement de ses douleurs, au niveau du sein droit, et sous les fausses côtes du même côté, elle dit même que tout le côté droit est très-sensible. La langue est cependant moins sèche qu'hier, mais toujours un peu collante. La peau est presque revenue à sa couleur normale. A l'auscultation pas de bruit anormal à droite, la respiration est seulement un peu sourde. P. 84. T. R. 39°. Le soir, T. R. 39°.

Le 25. La douleur persiste dans la même région. L'auscultation ne fournit que des signes négatifs. Langue humide, normale. Pouls, 96. T. R. 38° 2/5. Le soir, la malade tousse un peu ; quelques râles dans la poitrine ; état général satisfaisant. T. R. 38°.

Le 26. Langue un peu sèche; pas d'appétit. La douleur au côté droit persiste ; rien à l'auscultation. Pouls 88. T. R. 38° Le soir, pouls, 96, T. R. 38° 2/5.

Le 27. Le matin, T. R. 37° 4/5; le soir, T. R. 38° 1/5.

Le 28. T. R. 37° 9/10.

Le 29, matin. La douleur a notablement diminué. Pouls, 88. T. R. 38°. Le soir, T. R. 38° 2/5.

Le 30, matin. Pouls, 80. T. R. 37° 3/5. Soir, T. R. 38° 2/5.

Le 31, matin. T. R. 37° 4/5; soir, T. R. 38° 4/5.

1er février. Soir. T. R. 38° 3/10.

Le 2. Matin. T. R. 37° 3/5. Soir. T. R. 39°

Le 3. Matin. T. R. 36 4/5. Soir. T. R. 37 4/5.

Le 4, matin. La malade va très-bien depuis quelques jours. Elle ne souffre plus de son côté. Malgré les recherches nombreuses qui ont été faites, on n'a pu retrouver de calculs dans ses garde-robes. Les frissons ne se sont pas reproduits depuis le 18 janvier. T. R. 37° 4/5.

La malade sort de l'infirmerie en parfait état de santé.

A la fin de notre thèse, nous avons rassemblé un certain nombre d'observations que nous n'avons pu intercaler dans le texte parce qu'en raison de l'intérêt qu'elles présentaient à différents points de vue, elles appartenaient à la fois à plusieurs chapitres de cette étude.

Parmi ces observations, plusieurs viennent encore à l'appui de ce que nous avons dit plus haut. Deux sont empruntées à la littérature allemande, (obs. 17 et 18) les autres ont été recueillies dans le service de M. Charcot. (Observ. 19 et 20).

Enfin, nous trouvons un cas de ce genre si complet dans Henoch (1) que nous croyons devoir en traduire le résumé. Il s'agit d'une malade, qui, après plusieurs accès de colique hépatique, présenta un ictère très-prononcé avec selles décolorées et douleur permanente à la région du foie. Peu après, des frissons intenses suivis de chaleur et de sueur, à intervalles inégaux survinrent. Au bout de quelques semaines, les accès cessèrent sous l'influence du sulfate de quinine ; l'ictère disparut en même temps que les selles redevinrent bilieuses. Cette malade se rendit à Carlsbad, et pendant la cure, elle fut prise d'un violent accès de colique hépatique à la suite duquel elle rendit 14 pierres à facettes. La guérison fut radicale.

2° Tantôt ce frisson se répète d'une manière plus ou moins régulière et simule tout à fait une fièvre intermittente, d'autant plus que, dans les cas de ce genre, l'ictère et la plupart des symptômes d'affection du foie font souvent défaut. Une douleur plus ou moins accusée dans l'hypochondre droit peut seul mettre sur la voie du diagnostic.

Frerichs (2) rapporte que, dans un cas analogue, il a longtemps employé le sulfate de quinine sans succès, et que la cause de ces accès de frisson ne se révéla qu'à l'autopsie ; les branches d'origine du canal hépatique con-

(1) Henoch. Klinik der Unterleibs-Krankheiten, p. 349, Berlin, 1855-58.
(2) Frerichs, loc. cit., p. 823.

tènaient une grande quantité de calculs, dont le grosseur atteignait celle d'un haricot. Le parenchyme
glandulaire était sain. Ce frisson débute en général brusquement, s'accompagne de chaleur intense et
parfois de sueur ; le plus souvent le commencement du
frisson, ainsi que Pemberson, cité par Wolff l'avait déjà
remarqué, suit toujours le début de la douleur et cesse
plus tôt que celle-ci. Nous avons observé un cas
analogue l'année dernière à l'hospice des Ménages,
chez une femme de 66 ans, qui, après avoir eu antérieurement des accès de coliques hépatiques bien caractérisées, presenta à deux reprises différentes et à deux
mois d'intervalle de violents frissons accompagnés d'une
douleur assez vive au niveau de l'hypochondre droit.
Cette malade, qui avait des coliques hépatiques depuis
20 ans, n'hésitait pas à venir nous demander des purgatifs et de l'eau de Vichy chaque fois qu'elle était prise de
ces prodromes, et bien souvent les accidents de la lithiase
biliaire se bornaient à ces deux seuls symptômes. De
plus nous avons pu observer chez elle ce fait assez fréquent chez les vieillards, c'est que sa maladie s'épuisait
en quelque sorte avec l'âge et elle nous disait qu'alors les
symptômes de son affection étaient bien moins accusés
qu'au début des premiers accidents.

3° D'autres fois enfin, la colique hépatique avorte
presque complétement et le seul symptôme qu'on observe est un frisson : rien de plus. Toutes les manifestations de la lithiase biliaire font défaut, la douleur
elle-même n'existe pas, et on comprend alors toute
l'importance que peuvent avoir ces frissons, seuls indi-
ces de la présence des calculs dans les voies biliaires, et
combien il est urgent d'en connaître tous les caractères

qui permettent au médecin de les rapporter à leur véritable cause.

Dans un cas, un frisson intense se manifeste suivi bientôt d'une sensation de chaleur intense et élévation de la température centrale, bien que le corps soit algide et les lèvres cyanosées, puis tout cesse, sans qu'on puisse observer la moindre douleur dans la région du foie. D'autres fois un frisson se déclare, puis les autres accidents avortent; quelques jours après, une douleur vive à l'hypochondre droit survient seule, sans frisson. Dans d'autres cas, la douleur accompagne le frisson et alterne avec lui; enfin un accès de colique hépatique bien caractérisée dans toutes ses phases se déclare et alors le doute n'est plus permis.

Ces diverses manifestations morbides peuvent se présenter chez le même individu; ainsi, on peut observer un jour, un frisson, une autre fois une simple douleur dans l'hypochondre droit; d'autres fois enfin, un véritable accès de colique hépatique, et dans tous ces cas, ce sont les calculs dans les conduits biliaires qui sont le point de départ de ces accidents si variés.

Nous devons à l'obligeance de M. Charcot un fait de ce genre extrêmement interessant qu'il a observé en ville, et qui est remarquable par l'apparition successive des phénomènes engendrés par l'affection calculeuse, cause première de tous les accidents :

OBSERVATION VI.

Fièvre symptomatique de lithiase biliaire. — Accès anomaux de colique hépatique.

M. P....., âgé de 70 ans, d'une bonne constitution, a toujours habité Paris, et n'a jamais eu d'autre maladie qu'une dyspepsie flatulente, existant depuis quelques années, et pour laquelle il se rendit à Vichy plusieurs fois. Jamais il n'a eu de fièvres intermittentes, et n'a jamais été exposé à l'influence palustre ; jamais, antérieurement à 1867, il n'eut de colique hépatique, ni de jaunisse.

Le 16 décembre 1867, pour la première fois, il fut pris d'un frisson violent avec tremblement de tout le corps, analogue à celui qu'on observe dans les fièvres intermittentes d'origine palustre ; cet accès de fièvre dura de dix heures du matin à cinq heures du soir ; puis survint une apyrexie complète, et le malade put reprendre ses occupations habituelles.

Le 20, un nouveau frisson très-intense se manifesta dans la nuit, vers onze heures du soir, en même temps que se déclarèrent des vomissements et une violente douleur à la région épigastrique. — On prescrivit un gramme de sulfate de quinine, des applications calmantes sur le point douloureux, et le malade, le lendemain, était complétement rétabli.

Ces accidents semblaient définitivement conjurés, quand, le 13 février 1868, un frisson intense se manifeste, accompagné de maux de cœur, sans aucune douleur dans l'hypochondre ni à l'épigastre.

Le 25 du même mois, nouveau frisson.

Le 8 mars, encore un frisson, sans douleur ni envies de vomir. — On donne du sulfate de quinine comme les jours précédents.

Le 15, vers dix heures du soir, même accident.

Le 27, un frisson survient avec chaleur et sueur, à la suite d'une colique très-douloureuse ayant son siége au niveau de l'épigastre. A ce moment, M. Charcot soupçonna l'affection calculeuse de donner lieu à ces étranges accidents, et soumit son malade à la médication alcaline.

Le 30, vers deux heures du matin, un frisson se déclare avec des envies de vomir, puis survient une colique très-douloureuse qui se prolonge jusqu'au lendemain vers midi. Le malade se porta parfaitement bien jusqu'au 18 ou 19 avril, époque à laquelle il éprouva une fièvre très-vive qui disparut le lendemain, pour se reproduire dans la nuit du 22 au 23, avec un violent frisson, sans aucune douleur à la région de l'hypochondre droit, ni à l'épigastre.

Le 1er mai, il fut réveillé par un violent frisson, avec chaleur à la peau et accélération du pouls. Sur les conseils de M. Charcot, ce malade se rendit à Vichy, sans vouloir toutefois croire au diagnostic porté par son médecin. Pendant son séjour aux eaux, il eut une seule colique qui se manifesta avec peu d'intensité, et il revint à Paris parfaitement bien portant.

Il jouit d'une excellente santé jusqu'au mois de janvier 1869. Le 8 de ce mois, un nouveau frisson, suivi de chaleur, se déclare.

Le 9, le malade est pris d'un accès de colique hépatique, revêtant une forme des plus graves et des plus douloureuses. M. Charcot est mandé à la hâte, et il trouve son malade couché par terre, en proie à des douleurs atroces, localisées au niveau de l'épigastre, sans irradiation dans l'hypochondre droit; le pouls était fréquent et petit, la peau froide; un frisson intense avec tremblement général du corps donnait à cet accès un aspect cholériforme des plus inquiétants. Immédiatement on administra au malade une dose d'opium assez élevée donnée par pilule de 1 centigramme progressivement, comme on le faisait au moment de chaque accès douloureux, depuis que l'affection avait été reconnue. Le calme se rétablit assez rapidement, et tous ces accidents cessèrent peu à peu.

Le 30, il se déclara un nouveau frisson, sans fièvre, et le malade se porta bien jusqu'au 14 mai dernier, époque à laquelle M. Charcot le vit pour la dernière fois, et l'envoya aux eaux de Vichy.

Jamais, dans le cours de ces accidents, il ne se développa d'ictère. Les urines étaient plus foncées que d'ordinaire au moment des accès; quant aux matières fécales, il a toujours été impossible d'obtenir du malade qu'elles fussent examinées.

Quelques auteurs, parmi lesquels nous citerons Murchison, Leared et Thudicum, ont prétendu que c'était seulement dans les cas où les calculs étaient dans les conduits hépatiques qu'on rencontrait cette fièvre, mais elle existe aussi, d'après M. Charcot, dans les cas où les calculs se trouvent dans les gros troncs biliaires, c'est-à-dire dans les canaux cholédoque et cystique. Nous aurons à rechercher tout à l'heure quels sont les caractères de cette fièvre spéciale à la lithiase biliaire, et nous verrons qu'elle a des caractères qui lui sont propres et qui la distinguent assez nettement des types de fièvres avec lesquelles elle paraît avoir tant d'analogie.

Nous n'avons étudié jusqu'à présent que les phénomènes auxquels donne lieu l'obstruction momentanée des voies biliaires par des calculs. Une fois que le cours de la bile n'est plus interrompu, les symptômes sur lesquels nous avons appelé l'attention disparaissent et les fonctions du foie ne se ressentent pas en général de ce trouble momentané. Mais il n'en est plus de même quand les canaux biliaires restent oblitérés. La bile s'accumule alors dans les ramifications du foie, les conduits se distendent et on voit survenir des accidents graves :

a. Tantôt la rétention de la bile amène une irritation et une inflammation des canaux aboutissant à l'*angiocholite suppurative*.

b. Tantôt survient consécutivement à la stagnation de la bile dans les canaux biliaires un *ictère chronique* et une désorganisation lente de la substance hépatique.

Ces deux accidents de la lithiase biliaire feront l'objet de deux chapitres distincts.

ANGIOCHOLITE SUPPURATIVE CALCULEUSE.

Littré (1), un des premiers, a essayé de donner une description exacte de cet accident; mais c'est surtout à Monneret (2) que l'on doit un travail important sur cette question. Seulement il nous paraît avoir confondu des faits très-dissemblables. Ainsi, il appelle cette affection *cholécystite* et désigne sous cette dénomination non-seulement la phlegmasie de la vésicule biliaire,

(1) Littré. (Inflam. des voies bil. (Dict. de méd. en 30 vol.), 2ᵉ édition t. V, p. 231.
(2) Monneret. Path. int., t. I, p. 659.

mais même celle de la totalité ou d'une partie des conduits excréteurs de la bile. Du reste, dit-il, les symptômes sont les mêmes quel que soit le siége de l'inflammation. Nous devons nous élever contre une pareille assertion et le mot de cholécystite nous paraît mauvais, car l'inflammation de la vésicule ne donne jamais lieu aux symptômes qui sont particuliers à l'irritation des autres parties des voies biliaires.

Frerichs a contribué à élucider la portion en divisant l'angiocholite en deux formes, l'une *catarrhale ou idiopathique*, l'autre *exsudative ou symptomatique*. Dans notre description, nous ferons abstraction complète de l'angiocholite catarrhale, en laissant même de côté tout ce qui concerne la vésicule et le canal cystique, et nous donnerons le nom d'*angiocholite suppurative calculeuse* à l'inflammation des ramifications du foie sous l'influence de la lithiase biliaire.

ANATOMIE PATHOLOGIQUE.

Une fois que le cours de la bile est interrompu et que ce liquide s'accumule dans l'organe hépatique, tantôt il survient dans le tissu propre du foie des altérations sur lesquelles nous reviendrons à propos de l'ictère chronique, qui portent spécialement sur les cellules hépatiques, tantôt il se manifeste dans les dimensions et la structure des conduits biliaires, des modifications que nous allons étudier dans tous leurs détails.

Le premier phénomène observé consiste en une dilatation des conduits biliaires. Cette dilatation peut se faire d'une manière uniforme et régulière sans modifier la forme cylindrique des canaux excréteurs de la bile,

qui peuvent ainsi acquérir un calibre considérable (1).
D'autrefois, les petits canicules biliaires se dilatent irré-
gulièrement et il se forme sur leurs parois des dilatations
ampullaires que l'on ne saurait mieux comparer qu'à
des anévrysmes. (Obs. 17, 19.)

Quant au contenu des conduits biliaires dilatés,   est
très-variable. O. Wyss (2) a avancé que, dans les cas de
rétention de la bile, celle-ci pouvait s'épaissir et former
des concrétions calculeuses dans les capillaires biliaires
et les conduits interalvéolaires. Il a même décrit et
figuré ces concrétions, et il admet que lorsque les conduits biliaires intralobulaires et interlobulaires sont
ainsi oblitérés, la bile n'arrive plus dans les grands
conduits, de sorte qu'à l'autopsie d'un malade qui a eu
un ictère intense, on peut fort bien trouver les grands
conduits biliaires remplis non de bile, mais de mucus.
Ce serait là un phénomène analogue à celui qui succède
à l'oblitération du canal cystique, et nous savons que
c'est dans ces cas que se développe l'hydropisie de la
vésicule biliaire.

On voit, d'après l'énoncé de l'opinion de Wyss, qu'il
admet la structure du foie telle qu'elle a été exposée
dans ces dernières années par Budge, Schmidt, André
Jevié, Marc-Gillavry, Kölliker (3), etc.

D'après les travaux des auteurs que nous venons de
citer, il existerait des conduits bilaires capillaires, pénétrant dans l'intérieur des lobules et formant un réseau

(1) Monneret. Path. int., t. I, p. 659. — Barth. Bull. de la Soc. anat.,
1851, p. 237.

(2) Beitrag zur histologie der icterischen leber von O. Wyss. — Virchow's Archiv, 3e folg., 5e Bd., 1866, p. 553.

(3) Kolliker. Handbuch der Geweblehre. Leipzig, 5o édition, 1867,
p. 434.

tel que chaque cellule hépatique se trouverait entourée par ces conduits capillaires. Cette façon de comprendre la structure du foie n'est pas adoptée par tous les histologistes. On objecte que les injections faites dans les conduits biliaires ne pénètrent dans l'intérieur des lobules entre les cellules hépatiques, qu'à la faveur des ruptures faites dans les parois des conduits interalvéolaires. En tous cas, il est un fait incontesté dans ces expériences, c'est que la matière à injection pénètre dans l'intérieur des lobules et va se mettre au contact de chaque cellule. Partant de ce fait, on est naturellement amené à penser que la bile retenue dans les voies biliaires et exerçant sur leurs parois une pression assez considérable pour les dilater énormément, se répandra, comme la matière à injection et par le même mécanisme, quel qu'il soit, jusque dans l'intérieur du lobule. Mais comme nous ne croyons pas que la bile puisse s'épancher en dehors de ces conduits sans déterminer la formation d'un abcès biliaire, il nous semble que la présence des concrétions observées par O. Wyss, dans l'intérieur des lobules fournit un argument sérieux en faveur de l'existence des capillaires biliaires.

Si nous avons parlé ici d'un point encore contesté de la structure du foie, c'est surtout pour montrer quelle relation intime il y a entre les dernières ramifications des conduits biliaires et le tissu même du foie, et combien sont ténues ces ramifications. Il est facile, en effet, de comprendre que dans ces cas de rétention de la bile, la dilatation des conduits se fera d'autant plus que ceux-ci seront moins résistants ; et, en effet, les petits conduits se dilatent proportionnellement beaucoup plus que les grands. Aussi c'est sur les petits conduits qu'on observe les dilatations ampullaires dont nous avons déjà parlé et dont le volume peut varier, depuis celui d'un grain de mil jusqu'à celui d'une noisette. Ce sont ces mêmes petits conduits qui d'autres fois se rompent et donnent lieu à des épanchements de bile.

Il nous reste maintenant à étudier les modifications qui se passent dans ces dilatations ampullaires, et les phénomènes qui suivent la rupture des voies biliaires.

En même temps qu'ils se dilatent, les conduits biliaires s'enflamment. Leurs parois s'épaississent, l'é-pithélium se détache et des produits inflammatoires viennent se mélanger à la bile. C'est surtout au niveau des dilatations ampullaires que cette marche inflamma-toire est plus active; aussi arrive-t-il fréquemment qu'on les trouve remplies par une matière d'aspect pu-rulent, souvent colorée par la bile. C'est ce que M. Cru-veilhier (1) a rencontré dans le cas suivant :

OBSERVATION VII.

Le cadavre d'un individu, sur lequel je n'ai aucun renseigne-ment, présentait un foie très-volumineux, qui offrait à sa surface et dans son épaisseur, une quantité prodigieuse, un million peut-être, de tubercules blanchâtres d'inégal volume, séparés par un tissu sain. Chacun de ces tubercules était un petit foyer purulent en-kysté, dont les parois étaient très-épaissies. La vésicule biliaire était distendue par un grand nombre de calculs; le canal cholé-doque, rempli par un calcul ovoïde, pouvait aisément admettre le doigt indicateur; le canal hépatique et ses principales divisions, surtout celles de droite, contenaient plusieurs calculs à facettes, et avaient une capacité triple ou quadruple de l'état naturel; les pa-rois des canaux avaient une grande épaisseur, due à la membrane moyenne. L'aspect tuberculeux de cette multitude de foyers puru-lents, l'épaisseur des parois des kystes m'ont fait soupçonner que

____

(1) Cruveilhier. Atlas d'anat. path., t. I, 1re partie, 12e liv., p. 5.

ces petits abcès pourraient bien être développés dans les radicules biliaires.

Cette altération se rencontre également dans l'observation 18, que nous empruntons au professeur Kussmaul, dans laquelle il y avait en même temps dilatations sacciformes des conduits biliaires et abcès biliaires, dus à la rupture des plus fins canalicules.

Dans les cas où la distention de la bile amène la rupture des dernières ramifications des voies biliaires, il se forme toujours un abcès biliaire qui diffère essentiellement des foyers d'aspect purulent qui peuvent exister dans les dilatations ampullaires. Cette distinction est nettement établie dans une communication faite dernièrement à la Société de biologie par notre excellent ami M. A. Joffroy, à propos d'une remarquable observation de suppuration des voies biliaires que nous croyons devoir reproduire ici *in extenso* :

<h3 style="text-align:center">OBSERVATION VIII.</h3>

Oblitération du canal cholédoque par deux calculs biliaires. — Petits abcès biliaires. Rupture de l'un d'eux, situé à la surface convexe du foie. — Épanchement de bile dans le péritoine. Autopsie.

La femme Périssel est entrée dans le service de M. Charcot, le 25 février 1869.

Cette malade a été envoyée à l'infirmerie, parce que depuis plusieurs jours elle a une diarrhée assez violente, à laquelle se trouve mêlée une certaine quantité de sang, comme nous pouvons le voir nous-même par l'examen des garde-robes. On constate le soir même de son entrée un léger mouvemen fébrile. La température rectale est de 38° 3/5. Il existe un état saburral assez marqué, et on fait prendre à la malade 1 gramme d'ipéca. On lui donne en outre des pilules de nitrate d'argent. Sous l'influence de cette médication, la diarrhée s'arrête rapidement, et la malade semble recouvrer la santé.

Telle était la situation le 1er mars au matin. Mais, à la visite du soir, nous apprenons que, dans la journée, la femme Périssel a été prise d'un frisson de médiocre intensité. Elle se plaint tout d'abord d'une douleur très-vive au niveau de l'hypochondre droit, douleur considérablement exaspérée par la moindre pression. Le facies est altéré, la langue est sèche, la voix éteinte, la soif très-vive et la respiration fréquente. Le pouls bat 94 fois par minute, sans présenter de caractères particuliers. La température rectale est de 39° 1/5.

Le 2, l'état n'a pas changé; mais on remarque une teinte ictérique généralisée, très-légère, à peine accusée aux sclérotiques. La douleur à l'hypochondre droit est toujours très-vive, moins cependant qu'hier soir. Le pouls est devenu petit, filiforme. La température rectale est à 39°. Le soir, la malade est agonisante. Il y a un ronchus laryngo-trachéal très-bruyant. Le pouls est presque insensible. Elle succombe à onze heures du soir.

L'autopsie est faite le 4 mars au matin. Les poumons sont très-congestionnés. La cavité pleurale renferme, à droite et à gauche, une certaine quantité de liquide.

Le cœur ne présente rien de particulier.

La face convexe du foie étant mise à découvert, on voit que la partie qui se trouve à droite du ligament suspenseur est le siége d'une péritonite circonscrite, due, comme on va le voir, à la rupture d'un petit abcès biliaire.

Le côlon transverse, énormément distendu par des gaz, recouvre la partie inférieure de la face convexe du foie. Il a servi de limites à l'épanchement biliaire et à la péritonite.

Toute la partie de la face convexe du foie, qui se trouve limitée à gauche par le ligament suspenseur, en bas par le côlon transverse, est recouverte par des fausses membranes molles et faciles à arracher. Dans toute cette étendue, il s'est épanché un liquide coloré par la bile qui a respecté les limites que nous venons d'indiquer, et a donné à cette partie de la surface du foie une coloration glauque verdâtre. Cependant, cette teinte due au liquide épanché n'empêche pas d'apercevoir sur cette portion du foie une tache violacée, de coloration foncée, grande comme la paume de la main et assez nettement limitée.

Vers le centre de ce foyer de péritonite on aperçoit, sur la face convexe du foie, une petite ulcération ayant à peine l'étendue d'une pièce de 20 centimes, et remplie par un peu de muco-pus coloré par la bile. La petite cavité formée par cette ulcération est traversée par un petit canalicule isolé au milieu de la fonte purulente, du tissu hépatique qui l'entourait. Un examen attentif permet de reconnaître qu'il s'agit là d'un conduit oblitéré. Disons de suite que l'examen microscopique nous a ultérieurement démontré que ce conduit oblitéré était un vaisseau renfermant un caillot ancien et organisé. Tout à côté de cette petite ulcération, une coupe du foie démontre l'existence d'un petit abcès lenticulaire, situé très-près de la surface, mais qui ne s'est pas rompu comme le premier.

Ces deux petits abcès sont assez nettement limités. Plus loin, lorsque nous parlerons de la dissection de l'artère hépatique, nous signalerons un foyer de ramollissement plus étendu et moins nettement limité, que nous regardons comme la première période de ces abcès biliaires.

Le foie est ulcéré, et on procède à l'examen des voies biliaires.

Le canal cholédoque est dilaté, et près de son extrémité duodénale il renferme deux calculs noirs, irréguliers. Le premier est du volume d'une grosse noisette; le second est un peu plus petit.

La vésicule biliaire n'est pas dilatée; elle est remplie par de la bile et ne renferme pas de calculs. La muqueuse ne présente aucun caractère particulier et ne paraît pas enflammée.

Les conduits biliaires, examinés au voisinage du hile, ne paraissent avoir subi aucune altération bien manifeste dans leur structure. Mais dans ce point, comme dans tout le reste de l'étendue de l'organe, ils sont manifestement dilatés.

En faisant une coupe au niveau de la tache violacée, dont nous avons remarqué la présence à la surface du foie, on voit que cette tache correspond à un infarctus considérable, présentant à la coupe une coloration rouge vineuse, foncée, qui, de prime abord, rappelle celle des tumeurs érectiles du foie. On aperçoit aussi sur les contours de la tache, la section transversale d'un rameau assez volumineux de l'artère hépatique, oblitéré par un caillot ancien. En disséquant le tronc de l'artère hépatique, et en suivant ses divisions, on trouve qu'au point où elle s'enfonce à droite dans le tissu du foie, elle est oblitérée par un caillot ancien, remplissant entièrement le calibre du vaisseau, adhérant à sa paroi et déjà notablement décoloré. En poursuivant jusque dans l'épaisseur du foie cette artère oblitérée, on arrive jusque dans l'infarctus énorme que nous avons décrit.

En outre, cette dissection de la branche droite oblitérée de l'artère hépatique nous a fait découvrir, au milieu du lobe droit du foie, un foyer sans limites précises, coloré par la bile en jaune brun, et formé à son centre par un tissu très-ramolli. En s'éloignant du centre, le ramollissement diminue, la coloration jaune brun est moins foncée et le parenchyme hépatique reprend l'apparence qu'il a dans tout le reste de l'organe. C'est là, croyons-nous, un abcès biliaire en voie de formation.

Nous avons complété l'examen du foie à l'œil nu par la dissection de la veine-porte et de ses premières divisions. Le tronc même de la veine-porte est entièrement vidé, ainsi que la branche gauche de sa bifurcation et sa subdivision. Mais en ouvrant la branche droite de bifurcation de la veine-porte, on trouve qu'au moment où elle s'enfonce dans le parenchyme hépatique, elle est en partie occupée par l'extrémité en bec de flûte d'un caillot ancien qui remplit une de ses principales divisions. Par la comparaison de ce caillot avec celui qui remplit la branche droite de l'artère hépatique, on est amené à penser par les caractères extérieurs des caillots que l'oblitération artérielle est plus ancienne que l'oblitération veineuse.

La rate est volumineuse, et notablement ramollie. On y constate la présence d'un infarctus de la grosseur d'une petite pomme. Tant dans l'épaisseur de l'infarctus qu'à sa périphérie, les vaisseaux artériels et veineux sont oblitérés.

L'estomac et le tube intestinal étant enlevés, on remarque près du pylore, et dans toute l'étendue du duodénum, la présence d'une certaine quantité de bile non sanguinolente.

L'intestin est ouvert, et on observe vers le milieu de l'intestin grêle une coloration rouge violacée se présentant sous la disposition de plaques. Ces sortes d'ecchymoses multiples affectent des situations et des directions qui ne permettent pas de supposer que les taches ecchymotiques indiquées se soient produites dans des plaques glandulaires.

A mesure qu'on descend dans le tube intestinal, ces taches deviennent plus nombreuses, plus grandes, finissent par se confondre, et dans tout le tiers inférieur de l'intestin grêle, la muqueuse, fortement injectée, apparaît avec une coloration générale rouge vineux. La surface n'est qu'une vaste ecchymose.

Le mésentère est vivement injecté.

Les veines mésaraïques n'ont pas été examinées.

Examen microscopique. — L'étude microscopique du foie nous révèle des faits qui permettent de suivre jusque dans certaines limites le processus pathologique qui a abouti à la formation des abcès biliaires.

A. — Dans toutes les coupes que l'on examine, on est frappé

par la coloration jaune ocreuse des cellules hépatiques. Elles sont en outre très-granuleuses, surtout au niveau des points les plus altérés à l'œil nu, de sorte qu'on ne distingue plus leur noyau. Dans le foyer de ramollissement mal limité que nous avons considéré comme un abcès en voie de formation, les cellules hépatiques très-altérées ou même déjà désorganisées se trouvaient mélangées sur la préparation avec quelques leucocytes.

B. — Une autre altération que l'on retrouve aussi dans toute l'étendue du foie est celle qui frappe les parois des conduits biliaires de petit calibre. Partout, elles apparaissent considérablement hypertrophiées. Les éléments qui entrent dans la structure des parois ainsi épaissies sont pour la plupart des éléments fusiformes.

Cependant la tunique externe présente en général un grand nombre d'éléments nucléaires. En outre, au voisinage des abcès biliaires, il n'est pas rare de trouver la paroi des canaux biliaires, considérablement hypertrophiée, presque exclusivement constituée par des éléments nucléaires. Les canaux biliaires semblent en même temps distendus, mais leur lumière est remplie par une masse fortement colorée ou bien noirâtre. Malgré cette teinte excessivement foncée, on parvient à distinguer au milieu d'une matière fibrineuse, les cellules épithéliales cylindriques, tapissant encore le conduit biliaire, ou bien détachées, quelques rares leucocytes et des amas de pigment biliaire. Nulle part, on ne trouve de petits calculs.

C. — Sur les coupes du foie, la plupart des vaisseaux de petit calibre montrent, comme les conduits biliaires, un épaississement assez notable de leurs parois. Dans un certain nombre de ces vaisseaux, on trouve dans l'intérieur du canal un caillot organisé. A cause de la multiplication des éléments de la paroi, il est difficile de décider si les vaisseaux ainsi oblitérés sont de petites veines ou de petites artères.

D. — Des coupes mêmes ont été faites au niveau des deux petits abcès superficiels qui ont été précédemments décrits. En outre, sur d'autres coupes faites çà et là dans le foie, on trouve de petits abcès que l'on n'avait pas remarqués à l'œil nu.

Les parois de ces abcès sont constituées par des éléments nucléaires, provenant de la prolifération du tissu conjonctif. En un mot, tout autour de l'abcès il s'est formé une hépatite interstitielle mal limitée. Dans certains points seulement, ces éléments nucléaires sont assez condensés pour former une sorte de membrane limitante. Peut-être aurait-on trouvé partout une membrane limitante si la malade n'avait pas été enlevée si rapidement.

Dans l'intérieur de ces abcès, on trouve des granulations nombreuses, provenant évidemment de la désorganisation des éléments préexistants ; on y trouve aussi un détritus d'éléments entièrement méconnaissables et des leucocytes. Le tout est plus ou moins coloré par la bile. Dans aucune préparation, nous n'avons trouvé de cellules épithéliales dans le contenu des petits abcès.

E. — Si maintenant nous étudions la position relative des diverses parties que nous venons d'examiner séparément, nous verrons que toujours le petit abcès biliaire est situé au milieu des cellules hépatiques et en dehors des conduits de la bile.

Tout autour de ce petit abcès existe une zone mal limitée d'hépatite interstitielle.

Sur toutes les coupes d'un petit abcès biliaire, on trouve toujours, en un point de la périphérie, dans l'épaisseur de la zone d'hépatite interstitielle, la coupe transversale d'un conduit biliaire à parois hypertrophiées et dont la lumière est remplie par des produits d'inflammation. Autour de ce conduit biliaire, on aperçoit la coupe transversale de plusieurs vaisseaux qui, dans notre cas, étaient en certains points oblitérés.

En outre, il n'est pas rare de voir sur ces coupes une section longitudinale ou oblique d'un conduit biliaire qui semble se terminer dans ce petit abcès. Mais, chose importante à noter au point de vue de la pathogénie de ces abcès, jamais les tuniques des conduits biliaires ne se continuent avec les bords de la cavité purulente.

Guidé par la connaissance de tous ces détails d'anatomie pathologique, nous croyons pouvoir admettre avec M. Joffroy que dans les cas d'obstruction des voies biliaires, on peut observer deux altérations bien distinctes des conduits hépatiques :

1° Tantôt il se produit des dilatations ampullaires des conduits biliaires.

2° Tantôt des ruptures des plus fins canalicules.

Ces deux phénomènes peuvent se produire, soit isolément (obs. 7), soit concurremment (obs. 18).

Quoi qu'il en soit, lorsque les dilatations ampullaires

se sont produites, elles peuvent se remplir de produits d'inflammation et donner lieu à des foyers d'apparence purulente, circonscrits par la paroi dilatée des conduits biliaires. Ce ne sont pas, il est facile de le comprendre, de véritables abcès, et c'est ce que nous désignons sous le nom de *foyers purulents ampullaires*.

Dans le cas où les canalicules se rompent sous l'influence d'une distension exagérée, la bile s'épanche dans l'intimité du parenchyme hépatique, et il se produit une hépatite interstitielle aboutissant toujours à la suppuration. C'est là le mode d'origine des *abcès biliaires*. Lorsque la mort n'arrive qu'au bout d'un certain temps, ces collections purulentes se circonscrivent par une membrane limitante (obs. 18 et 20); mais quand le malade succombe peu de jours après la formation de cet abcès, cette membrane n'existe pas (obs. 8).

Pour plus de clarté, nous empruntons à M. Joffroy un tableau comparatif qui montre bien toute la différence qui existe entre les dilatations ampullaires et les abcès biliaires proprement dits :

Foyer purulent intra-ampullaire (siégeant dans une dilatation ampullaire d'un conduit biliaire).	*Abcès biliaire proprement dit* (consécutif à la rupture d'un canalicule biliaire).
a. Membrane limitante formée par la paroi, dilatée d'un conduit biliaire.	*a.* A l'origine, pas de membrane limitante.
b. En général, la membrane limitante est tapissée au moins en certains points par la couche d'épithélium cylindrique qui recouvre à l'état normal les canalicules biliaires.	*b.* Quand il existe une membrane limitante, jamais elle n'est tapissée d'épithélium cylindrique.
c. Le contenu du foyer renferme toujours des cellules épithéliales cylindriques.	*c.* Le contenu de l'abcès ne renferme jamais de cellules épithéliales cylindriques.
d. Jamais le foyer purulent ne renfermera aucune trace de cellules hépatiques.	*d.* Parfois, au milieu de l'abcès biliaire, on reconnaîtra des cellules hépatiques en voie de désorganisation.

Si maintenant, nous jetons un coup d'œil sur ce que les auteurs ont dit à ce sujet, nous voyons qu'ils n'établissent pas une démarcation bien nette entre les foyers purulents ampullaires et les abcès biliaires, et qu'ils confondent les deux altérations.

M. Cruveilhier a cependant observé les foyers purulents ampullaires ; nous avons cité (obs. 7) la description qu'il en a donnée. Dans un autre cas, ce savant professeur (1) nous paraît avoir décrit les véritables abcès biliaires, et a montré que « les abcès multiples du foie pouvaient être indépendants de ce qu'on appelle l'infection purulente, » fait sur lequel nous reviendrons plus loin.

La description de Monneret (2), relative à ces altérations, paraît se rattacher surtout aux foyers purulents ampullaires.

Bamberger (3) dit nettement que les canalicules biliaires distendus, peuvent se rompre et conduire ainsi à la formation d'abcès multiples.

Leyden (4) semble rattacher tous les phénomènes à l'inflammation des conduits biliaires, et pour lui les abcès biliaires ne seraient qu'une conséquence de la propagation de l'inflammation des parois du conduit au tissu du foie, ce qui ne nous semble pas être la règle dans la grande majorité des cas, bien que nous admettions cependant que tel soit le mode de formation des

(1) Abcès multiples du foie dont le point de départ était dans une inflammation des radicules biliaires distendues par la bile. (Arch. de méd., 1857, p. 55.

(2) Traité de path. int., 1864, t. I, p. 660.

(3) Bamberger. Handbuch der Pathologie und Therapie von Wirchow, t. VI, p. 626.

(4) Beitrage zur Pathologie der Icterus. Berlin, 1861, p. 123.

altérations que nous avons décrites dans quelques cas seulement.

M. Charcot, sous l'inspiration duquel M. Joffroy a entrepris ses recherches, se rattache à l'opinion que nous avons exposée, et croit qu'il faut séparer la description des foyers purulents intra-ampullaires de celle des abcès biliaires.

Enfin, dans l'excellente thèse de notre ami M. le Dr Pentray (1), ce point de pathogénie ne fait pas l'objet d'une étude spéciale. L'auteur, suivant les cas, se rattache à l'une ou à l'autre opinion, et même dans l'une des observations qu'il publie (obs. 4), sa façon de voir se rapproche de celle de Leyden.

Quel que soit, du reste, le mode de formation de ces abcès du foie consécutifs à une rétention de la bile, leur existence n'en est pas moins admise par tous les auteurs et nous devons chercher à faire connaître les principaux caractères qui empêchent de confondre les abcès biliaires avec les autres collections purulentes qu'on peut rencontrer dans l'organe hépatique.

Les abcès du foie le plus communément observés sont de trois espèces :

1° Les uns sont consécutifs à la pyohémie, et dans ce cas ils sont multiples, occupent de préférence l'intérieur même de l'organe, contiennent un pus blanchâtre et ne s'accompagnent pas de la distension du foie par la bile. Les circonstances dans lesquelles ils se produisent mettent sur la voie du diagnostic.

2° Les autres, qu'on ne rencontre que rarement dans

(1) Considérations sur certains abcès du foie consécutifs à l'angiocholite intra-hépatique, par le Dr Pentray, interne des hôpitaux, Paris, 1869.

nos climats, et qui succèdent surtout aux affections du foie, contractées dans les pays chauds, sont énormes ; il en existe un ou deux au plus dans l'intérieur du foie qu'ils remplissent quelquefois en entier.

3° Les abcès biliaires lenticulaires dont nous parlons, diffèrent totalement des précédents. En effet, ils sont le plus souvent petits, superficiels, multiples, contiennent un mélange de bile et de pus, et s'accompagnent d'une distension et d'une dilatation des voies biliaires, phénomènes qui font défaut dans les abcès consécutifs à la pyohémie et à l'hépatite des pays chauds.

SYMPTOMES.

L'angiocholite suppurative calculeuse s'annonce par des prodromes caractérisés, soit par un accès de colique hépatique, soit par des accidents de fièvre intermittente symptomatique à accès rapprochés ou éloignés, analogues à ceux que nous avons décrits à propos de la lithiase biliaire. Ces accidents se répètent un certain nombre de fois, à des degrés divers. Un frisson intense survient, suivi d'une série d'accès de fièvre intermittente, à type plus ou moins régulier. Puis, une douleur à l'hypochondre droit se déclare, accompagnée de crampes et d'embarras gastrique bilieux. Au bout d'un temps variable, ces phénomènes disparaissent, puis les mêmes accidents fébriles se reproduisent avec les mêmes caractères que la première fois.

L'accès de fièvre est, en général, marqué par les trois stades habituels, frisson, chaleur, sueur, mais il n'est pas rare de voir le frisson seul se manifester, en même temps qu'on constate que la température rectale s'élève considérablement et peut dépasser 40 degrés. Le pouls s'accélère notablement pendant l'accès et peut aller jusqu'à 100 puls. et plus. Les accès fébriles commencent en général le soir ou dans la nuit, ce qui les distingue de ceux de la fièvre intermittente, qui surviennent le plus souvent dans la matinée. Nous rapportons à la fin de notre thèse une observation de suppuration des voies biliaires où des frissons se sont reproduits un grand nombre de fois, et se déclaraient surtout le soir (obs. 20).

D'ordinaire les accès fébriles symptomatiques d'une affection des voies biliaires sont à longue période et se reproduisent à 5, 7, 8 jours d'intervalle, ce qui ne se rencontre jamais dans les fièvres intermittentes légitimes.

Elles se rapprochent du genre de celles qu'on a admises autrefois sous le nom de fièvre à type septan, octan, etc. Ces fièvres que Galien, Senac, Bouillaud avaient déjà regardées comme des types imaginaires, furent étudiées de nouveau tout dernièrement par un médecin de Loudun, le Dr Mondière (1), qui chercha à les réhabiliter. Mais nous devons dire que nous ne sommes pas convaincu de leur existence et nous croyons avec M. Charcot que ces types de fièvres sont apocryphes et doivent être rapportés, non pas à l'infection palustre, mais bien à des affections du foie ou de l'appareil urinaire.

Au début de l'angiocholite, les accès de fièvre sont séparés par une apyrexie complète et les phénomènes d'obstruction des voies biliaires sur lesquels nous avons insisté déjà, tels que la douleur à l'hypochondre droit, l'ictère (phénomène non constant), la décoloration des

______

(1) Revue médicale, juin 1843, p. 162.

selles, etc., peuvent présenter de grandes variations dans leur intensité. La maladie peut rester stationnaire pendant un certain temps, mais bientôt la fièvre, d'intermittente qu'elle était, devient continue et des symptômes très-graves ne tardent pas à se manifester. Tantôt il se peut qu'un abcès biliaire siégeant à la face convexe du foie vienne à se rompre et alors une péritonite mortelle enlève le malade en un court espace de temps. M. Cruveilhier en cite un exemple (1); nous trouverons cette complication signalée dans l'observation 7 de notre thèse. Tantôt ce sont les phénomènes typhoïdes (diarrhée, vomissements) qui dominent; tantôt les lésions du foie entraînent la formation d'un ascite plus ou moins prononcé, comme dans l'observation 8 que nous empruntons au Dr Graubner. Tantôt le malade est pris de délire, d'hémorrhagie et ne tarde pas à succomber.

Dans plusieurs de nos observations, tous ces symptômes ont été notés et on les a rencontrés, non-seulement dans les cas où à l'autopsie on trouvait de nombreux abcès biliaires, mais encore aussi dans les cas où l'autopsie montrait seulement l'existence de dilatations sacciformes des conduits biliaires, contenant un mélange de gravier biliaire et d'un liquide muco-purulent, sans trace d'abcès du foie (obs. 19) (2).

____

(1) Arch. de méd., 1857, p. 55.

(2) On trouvera deux exemples de suppuration des voies biliaires avec fièvre intermittente symptomatique dans les Bulletins de la Société anatomique, 1867, p. 410 et 412, recueillis dans le service de M. Charcot et publiés par M. Benni.

Enfin, M. Pentray cite dans sa thèse une remarquable observation de M. le Dr Damaschino, où ces abcès fébriles sont notés avec le plus grand soin (obs. xix).

Interprétations physiologiques de ces phénomènes. — D'après ce qui précède, on voit que des accès fébriles pseudo-intermittents se rencontrent non-seulement dans les cas d'angiocholite suppurative calculeuse, mais aussi, et nous en avons rapporté des exemples, pendant la migration des calculs à travers les voies biliaires.

Dans l'état actuel de nos connaissances, nous ne pouvons rien affirmer d'une façon péremptoire sur ce sujet, mais il nous paraît vraisemblable que, dans ces cas, il y a intoxication spéciale due aux produits de métamorphoses constitués par le mélange du pus et de la bile qui circulent dans les ramifications des canaux biliaires.

Mais il est surtout difficile de s'expliquer comment la migration d'un calcul à travers les voies biliaires peut donner lieu à des frissons répétés? Quelle est donc la cause de ce symptôme de certaines coliques hépatiques? Comment nous rendre compte de la formation de ces accès fébriles à longue période qu'on observe en pareil cas?

Les anciens auteurs frappés de l'analogie qui existait entre les frissons survenant dans les affections de l'organe hépatique et ceux qu'on observe à la suite de l'introduction des sondes dans l'urèthre pensaient qu'ils étaient dus à l'irritation déterminée par les calculs en migration sur les parois de la vésicule ou des conduits biliaires. — Mais il est difficile d'admettre qu'une simple irritation aille jusqu'à produire le retour périodique d'accès fébriles, comme ceux qu'on observe dans les cas d'intoxication par fièvre palustre. En effet, si cet accès fébrile était unique, on pourrait à la rigueur le mettre sur le compte de l'irritation, mais nous avons cité des cas où ces frissons se répétaient pendant plusieurs jours alors que les malades ne souffraient pas et qu'il était impossible de réveiller la moindre douleur dans la région du foie ni par la palpation, ni par la percussion. De même, des frissons analogues se reproduisent à la suite d'un cathétérisme méthodiquement exécuté, sans même que le malade ait souffert, et cela plusieurs jours parfois après cette opération.

Comment donc se rendre compte de ces faits embarrassants? Leyden (1) qui a bien décrit ces accidents de la lithiase biliaire s'exprime ainsi : « Peut-être faut-il invoquer ici la résorption de certains produits de décomposition de la bile, comme cause de frissons. »

C'est à cette opinion que s'est rattaché M. Charcot dans les leçons qu'il a faites à la Salpêtrière dans le courant du mois de mai dernier, et nous croyons avec lui hypothétiquement, c'est vrai, qu'il y a relation complète entre les accidents de la migration des calculs et ceux de l'angiocholite. Dans le premier cas, il y aurait une simple éraillure de la paroi interne des conduits biliaires par un calcul donnant accès à des produits septiques qui engendrent un commencement d'intoxication se révélant par des frissons observés à des intervalles plus ou moins éloignés. — Que les produits biliaires présentent un degré d'altération plus avancé, ces mêmes produits septiques s'introduiront plus facilement encore dans l'économie, et alors ces accès fébriles, d'abord intermittents, deviendront continus, s'accompagneront des accidents d'intoxication par les substances

---

(1) Leyden. Pathol. der Icterus. Berlin, 1866, p. 123.

Magnin.   5

putrides, tels que délire, diarrhée, coma et entraîneront fatalement la mort.

Quoi qu'il en soit de cette explication, ce qu'il importe surtout, c'est d'établir la relation qui existe entre ces deux ordres de faits et de s'en servir au point de vue du diagnostic. Nous chercherons donc tout à l'heure quels sont les caractères de cette fièvre spéciale qui permettent de la distinguer, soit des véritables fièvres intermittentes, soit de celles qu'on rencontre dans quelques autres affections avec lesquelles on pourrait les confondre.

Parallèle entre la fièvre uréthrale et la fièvre de l'angiocho-lite calculeuse. — D'après Frerichs, Budd est le premier auteur qui ait signalé l'analogie qui existe entre la fièvre uréthrale et la fièvre de l'angiocholite calculeuse. Cette fièvre uréthrale présente plusieurs degrés et le premier répond en tous points aux symptômes que nous avons observés dans certaines coliques hépatiques.

En effet, quelques heures après le cathétérisme, un accès de fièvre se déclare; il dure un certain temps, puis tout se calme. Ces accidents fébriles ont été obser-vés souvent, et Perdigeon (1), puis de Saint-Germain (2) en ont donné la description.

Faut-il admettre dans ces cas simples, que les fris-sons sont dus à la seule irritation des parois de l'urè-thre ou bien à un commencement d'intoxication? C'est une question que nous ne saurions résoudre, mais nous inclinons volontiers vers cette dernière hypothèse et

(1) Thèses de Paris, 1853. Des accidents fébriles à forme intermittente qui surviennent à la suite du cathétérisme de l'urèthre.
(2) Thèses de Paris, 1861. De la fièvre uréthrale.

nous admettons une complète analogie entre les accidents de ce genre et ceux qu'on observe dans la lithiase biliaire, d'autant plus que, dans la plupart des cas où ces phénomènes fébriles sont signalés, il s'agit d'individus atteints d'affection ancienne de l'urèthre et par conséquent disposés à l'inflammation et à l'absorption des produits putrides qui sont en contact avec la muqueuse uréthrale.

Giannini, cité par Grisolle, parle d'un homme de cinquante ans, qui fut pris, à quatre reprises différentes, et à plusieurs années d'intervalle, d'accès fébriles intermittents, à la suite de l'introduction d'un cathéter dans l'urèthre, qui avait blessé les parois de ce canal. Il y eut chaque fois de trois à dix paroxysmes : le quinquina en triomphait toujours.

Dans certains cas, on rencontre chez les vieillards des accès fébriles analogues qui se développent spontanément. En voici un exemple que nous devons à l'obligeance de M. Charcot :

OBSERVATION IX.

Fièvre intermittente symptomatique d'une cystite chronique. Parotides. Mort.

M. T..., âgé de 60 ans, n'a jamais eu de fièvre intermittente et n'a jamais été soumis à l'influence palustre. Il y a deux ou trois ans, il eut une parotide suppurée du côté gauche. A plusieurs reprises, il eut la chaudepisse, qui donna lieu à un rétrécissement qu'il porte aujourd'hui, mais qui n'est pas très-considérable; ses urines sont habituellement glaireuses.

Vers le mois de février dernier, il se fit opérer d'une hydrocèle par un médecin peu expérimenté. L'injection iodée passa dans le tissu cellulaire et provoqua la formation d'une eschare de la peau assez étendue ; depuis ce jour, le malade s'affaiblit beaucoup. Vers le mois de; mars, il cracha un peu de sang, toussa quelquefois; cependant on ne découvrit aucun signe de tuberculisation dans la poitrine.

La santé de ce malade était relativement bonne, quand, sans cause connue, il fut pris, le 14 avril, à midi et demie, d'un frisson des plus intenses avec refroidissement des extrémités, face grippée, tremblement de tout le corps, pouls fréquent et petit; ce frisson dura jusqu'à une heure et demie et fut suivi d'une légère sueur. Le jeudi matin 15 avril, une apyrexie complète succéda aux accidents de la veille; mais dans la journée deux nouveaux frissons se manifestèrent, l'un à 7 heures et demie du soir, l'autre à 11 heures 10 minutes.

Le 16, la journée se passa sans frisson, mais on trouva le malade découragé, abattu, sans appétit.

Le 17, à 10 heures et demie du matin, il ressentit un peu de froid sans tremblement, auquel succéda une légère sueur. Le même jour, vers 11 heures du soir, un frisson des plus violents se manifesta; il fut accompagné d'envies de vomir et d'algidité; les extrémités étaient froides, la peau cyanosée; cet accès dura trois heures et on eut beaucoup de peine à réchauffer le malade.

Le lendemain matin, 18 avril, M. Charcot trouva le malade en pleine transpiration. La langue est un peu sèche, la voix cassée, le pouls à 100 pulsations. Le soir, l'apyrexie est complète, la langue est moins sèche; l'accès paraît terminé. Pour la première fois, le malade accuse une douleur à la base du canal de l'urèthre, au niveau de la vessie; il ne souffre nullement de la région rénale. Les urines sont rares (environ 200 grammes), répandent une odeur fétide et contiennent un jus glaireux.

Le 19, le malade raconte que, vers deux heures du matin, il a eu un léger accès de fièvre, non accompagné de frisson; les urines sont peu abondantes, contiennent du pus et exhalent une odeur fétide; la figure est bonne, la langue blanchâtre, sans sécheresse.

Le 20, au matin, pas de frisson dans la nuit; pouls à 76 pulsations; les urines sont plus abondantes, mais laissent toujours déposer une certaine quantité de pus; la langue est blanche, un peu collante. Vers deux heures de l'après-midi, après avoir pris un peu de bouillon et un verre de vin de quinquina, le malade ressent un frisson des plus violents qui dure une demi-heure. A trois heures, M. Charcot le trouve avec une figure altérée, la voix éteinte, la langue sèche, envies de vomir; cependant il n'existe pas d'algidité des mains, comme cela s'était présenté dans un accès précédent.

Les urines sont glaireuses, et laissent déposer au fond du vase une couche purulente verdâtre, en même temps qu'elles dégagent une odeur ammoniacale très-prononcée.

Dans la nuit du 20 au 21, vers 4 heures du matin, un frisson intense qui dure une demi-heure se déclare; il est suivi d'une sueur abondante; la langue est sèche. A midi, on le trouve abattu, découragé; pouls, 80 pulsations. Les urines sont plus abondantes et s'élèvent à un litre environ depuis le matin; elles sont toujours glaireuses. Le malade est pris d'une transpiration si abondante qu'on est obligé de le changer de linge.

Jeudi 22, pas de frisson; mais le malade est tourmenté par une insomnie persistante. Il se développe pendant la nuit un gonflement de la parotide droite qui, au dire du malade, a été précédé d'une douleur siégeant dans l'intérieur de la bouche et analogue à celle qu'il éprouva quand il fut atteint du même accident du côté gauche.

Le matin, malgré les douleurs que lui occasionne sa parotide, le pouls est à 80 pulsations; la peau est un peu moite. Le malade est pris de diarrhée et on reconnaît dans les garde-robes une certaine quantité de stries de sang.

Le lendemain 23, un nouveau frisson, moins intense que les précédents, se déclare et dure de 10 heures à 11 heures et demie du soir; toute la nuit le malade est en proie à une vive agitation à cause de sa douleur parotidienne; la diarrhée persiste avec les mêmes caractères que la veille; les urines sont peu abondantes; la voix rauque; le pouls à 96. On calme les douleurs de la parotide par des opiacés et des applications émollientes.

Le 24, à 8 heures du soir, les extrémités sont froides; il n'y a cependant pas eu de frisson. Pouls, 96; le malade a rendu plusieurs garde-robes d'un jaune roussâtre demi-liquide. On incise la parotide, et il s'écoule un pus de mauvaise nature, contenant des lambeaux sphacélés.

Le 25, le malade tombe dans un état typhoïde très-prononcé auquel il ne tarde pas à succomber.

Pendant tout le cours de la maladie, on administra chaque jour en moyenne 1 gramme de sulfate de quinine, qui donna lieu à quelques accidents de peu d'intensité, douleurs de tête, bourdonnements dans les oreilles.

On remarqua que la fièvre intermittente cessa à dater du jour où la parotide s'était développée; et un seul frisson peu intense se manifesta depuis cette époque. On ne peut donc attribuer à l'inflammation de la parotide les accès de frissons observés dès le début de la maladie.

C'est probablement à l'occasion de faits de ce genre que quelques médecins, sans tenir compte de l'état des voies urinaires ou de l'organe hépatique, disent rencontrer souvent à Paris des fièvres pernicieuses. Grisolle (1) dit en avoir observé six à sept cas et pense même qu'un certain nombre d'entre elles passent inaperçues. Tout dernièrement encore M. Guérard (2) en citait un exemple à la Société des hôpitaux.

Sans nier l'existence des fièvres pernicieuses à Paris, nous croyons, qu'elles sont extrêmement rares, en tant qu'elle sont dues à l'influence palustre, et nous sommes porté à croire, avec M. Charcot, que les fièvres décrites et observées à Paris sous le nom de fièvres pernicieuses sont pour la plupart symptomatiques d'affection du foie ou des organes génito-urinaires.

En effet, la plupart des auteurs qui se sont occupés spécialement des affections des voies urinaires ont été frappés de l'analogie qui existe entre les symptômes des fièvres pernicieuses légitimes et ceux qu'on observe dans certaines maladies des reins ou de la vessie. Rayer (3) en parlant d'une forme de la néphrite dit que cette affection est souvent annoncée par un frisson suivi de chaleur et de sueur, qui se reproduit à des époques assez régulières pendant plusieurs jours et est

(1) Grisolle. Traité de path. int., t. I. p. 165.
(2) Union méd. du 8 juin 1869. (Soc. des hôpitaux.)
(3) Rayer. Traité des mal. des reins, t. I, p. 393.

souvent accompagnée de symptômes qui ont pu faire croire à une fièvre intermittente pernicieuse.

Dans un autre passage, le même auteur (1) dit qu'il est des néphrites latentes, sans douleur à la région des reins, qu'il est difficile de distinguer d'autres maladies des voies urinaires et des fièvres intermittentes pernicieuses. — Civiale, de son côté (2), cite un cas dans lequel quatre mois après la lithotritie et la guérison de la pierre, une fièvre intermittente pernicieuse se développa soudainement et, sans aucun symptôme précurseur, se termina par la mort au troisième jour. On trouva les reins ramollis, gorgés de sang et de petits graviers, et présentant des traces évidentes d'une inflammation chronique.

Enfin Grisolle (3) dit qu'il a vu une fièvre pernicieuse apoplectique chez un homme atteint de rétrécissement uréthral, survenant après un cathétérisme qui avait légèrement éraillé le canal (4).

Tous ces faits prouvent : 1° que les fièvres intermittentes pernicieuses légitimes ne sont pas aussi communes à Paris que certains auteurs paraissent le croire ; 2° que c'est dans des cas semblables que Jacksch de Prague (5) a cru reconnaître une intoxication par l'ammoniaque (*ammonihémie*). Malheureusement la théorie de

(1) Rayer. Loc. cit., t. I, p. 325.
(2) Civiale. Traité de l'affection calculeuse.
(3) Grisolle. Traité de path. int., t. I, p. 167.
(4) Monneret cite enfin à l'article *fièvre intermittente*, du Compendium de médecine, p. 335, un auteur qui se serait occupé des fièvres sympomatiques, dans un mémoire intitulé : « Dissert. de simulatis febribus intermittentibus in viscerum læsionibus. D. Junker. Halle, 1750. » Nous avons vainement cherché les œuvres de ce médecin dans les bibliothèques de Paris.
(5) Jacksch. Prager. Vierteljahrs, 1860, Bd. 66 s. 143.

ce médecin repose sur une donnée fausse. On sait, en effet
que l'ammoniaque introduite artificiellement dans le
sang ne produit nullement les accidents terribles dont
cet auteur nous a donné la description : une injection
de carbonate d'ammoniaque dans la veine d'un chien
entraîne simplement un abaissement de température,
et rien de plus. Le mot d'ammonihémie consacre donc
une erreur et doit être rayé du langage scienti-
fique.

En résumé, bien que la question des fièvres symptomatiques ne soit pas encore élucidée, on ne peut nier
les faits que l'on observe à la suite des affections des
voies biliaires et des organes génito-urinaires ; aussi,
toutes les fois qu'on se trouve en présence d'une fièvre
à type irrégulier, il faut songer à examiner avec le
plus grand soin le foie et les voies urinaires.

*Diognostic différentiel entre les accès de fièvre symptoma-
tique de l'angiocholite suppurative calculeuse et ceux qu'on
observe dans quelques autres maladies.*

Dans le cours de la description des anomalies de la
colique hépatique et à propos de l'angiocholite suppurative calculeuse, nous avons indiqué les caractères de
de la fièvre symptomatique observée dans ces affections ;
aussi croyons-nous inutile de les rappeler ici.

Examinons donc quelles sont les maladies qui s'accompagnent d'accès de fièvre analogues à ceux que nous
avons décrits ?

Les fièvres intermittentes d'origine palustre ont, il
est vrai, une allure bien différente, mais quand un observateur tel que Frerichs s'y laisse prendre, on a tout

lieu de supposer que d'autres pourraient commettre la même erreur.

Les fièvres intermittentes légitimes, outre qu'elles se développent dans certaines localités ou chez des gens qui ont habité des pays marécageux, présentent un type qui se répète à chaque accès d'une manière régulière et sont caractérisées par trois stades le plus ordinairement, frisson, chaleur et sueur ; ce n'est que quand le malade a subi un traitement anti-fébrile qu'un stade peut manquer et l'accès ne se révéler que par un frisson.

Dans les fièvres intermittentes légitimes, les types le plus communément observés sont, par ordre de fréquence d'après Griesinger (1), les types tierce, quotidien, quarte, double-tierce (2).

L'époque du jour où l'accès se produit, est, en général, dans la matinée. Sur 366 cas, réunis par Griesinger, l'accès eut lieu 269 fois, de minuit à midi. Dans l'intervalle des accès, l'apyrexie est complète et jamais ce type ne dégénère en fièvre continue.

Si maintenant nous jetons un coup d'œil comparatif sur les fièvres légitimes et sur celles que nous observons dans la lithiase biliaire et dans l'angiocholite, nous verrons combien elles sont différentes (obs. 17). Dans l'une, pas d'influence palustre ordinairement; dans l'autre, influence constante de cette cause première. Dans celle-là, irrégularité la plus complète et type impossible à déterminer.

L'accès se reproduit le matin dans les véritables fièvres intermittentes; dans les fièvres symptomatiques d'af-

---

(1) Traité des mal. infectieuses, éd. française, p. 27 et 29.
(2) Nous avons vu qu'il était difficile d'admettre comme fièvre intermittente légitime, les types septan, octan, etc.

fection calculeuse, c'est le soir ou dans la nuit qu'on l'observe le plus souvent. Dans un cas, hypertrophie de la rate ; dans l'autre, cet organe est normal.

Cette distinction établie entre les fièvres intermittentes d'origine palustre et celles qu'on rencontre dans les affections des voies biliaires, il nous reste à passer en revue les maladies dans lesquelles se rencontrent des fièvres symptomatiques se rapprochant de celles que nous avons étudiées. Ces maladies sont assez rares et encore la plupart ne s'observent qu'exceptionnellement chez les vieillards.

1° L'endocardite ulcéreuse, qui est une maladie de l'âge adulte et non pas de la vieillesse, s'accompagne, il est vrai, d'une fièvre symptomatique irrégulière, témoin les cas cités par Lancereaux (1) et par Frerichs (2). Dans les cas d'endocardite ulcéreuse, à forme pyohémique, on voit que le malade tombait dès le début dans une adynamie profonde, que des frissons violents se reproduisant à intervalles irréguliers furent en effet observés, mais jamais il n'y eut de rémission complète entre les accès ; la fièvre était continue et très-intense dans tous les cas ; enfin il existait du côté du cœur des symptômes bien propres à attirer l'attention du médecin.

2° L'aortite ulcéreuse est une maladie rare chez les vieillards, qui donne aussi naissance à des frissons répétés et irréguliers ; mais, là aussi, on observe des phénomènes du côté du vaisseau malade qui mettent sur la voie, ou encore des embolies dont la présence fait rechercher le point de départ dans l'organe central de la circulation ou dans son voisinage. En même temps, des

(1) Société de biologie, 1862, t. IV, p. 9.
(2) Frerichs. Loc. cit., p. 162, obs. x.

signes de pyohémie s'observent dans les poumons, et une diarrhée intense apparaît dès le début.

3° Dans la phthisie aiguë ou chronique, la fièvre est régulière, et au lieu de présenter, comme les fièvres in-- termittentes symptomatiques dont nous nous sommes occupé, des périodes d'apyrexie durant trois, cinq, sept jours, les accès se répètent chaque soir, s'accompagnant le plus ordinairement de sueurs profuses, fait peu commun dans nos observations. Enfin, il existe du côté des organes de la respiration des troubles trop profonds pour qu'on hésite à les regarder comme la cause des phénomènes observés.

4° De violents frissons précèdent souvent une attaque de choléra ; mais les conditions dans lesquelles se développent ces accidents donnent difficilement lieu à une erreur ; cependant, on comprend la possibilité de l'erreur inverse, et dans une localité où règne le choléra, et alors qu'on est disposé malgré soi à rapporter à cette affection un grand nombre de maladies avec lesquelles elle a un semblant d'analogie, on s'explique comment on a pu prendre pour une attaque de choléra un accès de colique hépatique se présentant avec des symptômes fébriles dès le début. Nous avons cité deux observations dans lesquelles cette erreur fut commise (obs. 1 et 2).

5° L'empoisonnement par l'arsenic donne aussi lieu à des symptômes de collapsus, mais la violence et la rapidité des phénomènes observés ne permettent guère de commettre une erreur, la cause première des accidents fût-elle même inconnue ?

6° Restent les accès de fièvre symptomatique d'abcès du foie. Là existe une petite difficulté. Nous avons vu que ces abcès étaient de plusieurs espèces. Les uns sont multiples et petits comme dans la pyohémie ; d'autres sont volumineux et se développent, soit sous l'influence d'un traumatisme, soit spontanément, comme cela arrive dans les pays chauds. Ces derniers sont rares dans nos climats et nous n'en parlerons pas. Quant à ceux qui succèdent à un coup, à une chute sur la région du foie, et qui donnent lieu à une fièvre intermittente, comme Traube (1) en a rapporté un exemple, la circonstance du traumatisme auquel ont succédé les accès fébriles éloigne toute difficulté de diagnostic.

Les abcès multiples provenant de la pyohémie sont plus communs. Nous laisserons de côté ceux qui résultent de la pyohémie chirurgicale ; car si une opération a été faite depuis peu de temps et qu'il survienne des frissons répétés, on sera mis sur la voie sans difficulté. Mais il n'en est plus de même quand ces abcès succèdent à une *inflammation de la veine-porte* par exemple. Dans ce cas, il faut le dire, les phénomènes sont assez semblables à ceux de l'angiocholite calculeuse suppurative. On observe en effet une véritable fièvre intermittente périodique, irrégulière, dans laquelle le plus souvent on a essayé le sulfate de quinine sans succès ; mais cette fièvre est à marche rapide ; les accès reparaissent plusieurs fois par jour et ne sont pas d'ordinaire séparés par des intervalles apyrétiques, comme cela s'observe dans l'angiocholite. De plus, on remarque des différences dans les circonstances dans lesquelles les accès se produisent, et les phénomènes concomitants sont dissemblables dans ces deux affections. En effet, la pyléphlébite ne présente jamais aucune relation avec

(1) Traube. Berliner klin. Wochensschrift, 21 novembre 1864.

la gravelle biliaire, tandis que, dans les cas d'angiocholite, il y a presque toujours eu précédemment des symptômes qui mettent sur la voie, tels que coliques hépatiques, calculs rendus, etc.

La pyléphlébite est presque toujours une affection
consécutive, provoquée par un travail de suppuration,
siégeant dans les organes que le vaisseau traverse, ou
d'où il prend sa source.

Les causes sont très-rares, dit Frerichs, où on ne
peut arriver à démontrer ce mode de développement, et
où on voit la maladie dépendre d'une cause extérieure
telle que le traumatisme. Tantôt cette maladie est consécutive à une péritonite chronique localisée qui la précède. Cette péritonite est due parfois à une perforation
de l'appendice vermiculaire, et alors, dans ces cas, on
trouve dans le flanc droit les symptômes propres à ce
genre d'affection. Tantôt elle est consécutive à un ulcère
du canal intestinal ou de l'estomac (1), comme Mohr,
Waller, Bühl en ont rapporté des exemples, ou bien
elle succède à une blessure de la veine-porte, comme
dans le cas unique de Lambron (2).

Mais dans tous ces faits, la maladie se révèle par un
ensemble de symptômes bien différents de ceux de l'angiocholite. En effet, si dans la pyléphlébite on observe
des symptômes communs aux deux affections, tels que
l'ictère, la tuméfaction et la sensibilité du foie, les accès
de frisson irréguliers, il en existe un certain nombre
qui font complétement défaut dans l'angiocholite, et
nous citerons la diarrhée, l'hypertrophie de la rate qui
est constante, des signes de suppuration dans les pou-

(1) Voir Frerichs, loc. cit., p. 728.
(2) Archiv. de méd., 1842, 3ᵉ série, t. XIV, p. 129.

mons et dans divers points de l'économie; enfin les signes de l'obstruction de la veine-porte.

Du reste, l'angiocholite conduit quelquefois à la pyohémie, et nous avons vu, à propos de la symptomatologie de cette affection, que le type intermittent se transforme en un type continu quand la maladie s'avance vers la terminaison fatale. En effet, des ulcérations peuvent se produire sous l'influence des calculs à la surface des voies biliaires; comme au niveau de ces ulcérations rampent des veines, branches de la veine-porte, il peut y avoir absorption de pus et de bile, et en même temps pyléphlébite et angiocholite (1-2). Dans les cas de ce genre, on trouve alors des abcès métastatiques dans le poumon et même au niveau des articulations.

TRAITEMENT.

La mort est la conséquence presque fatale de l'angiocholite suppurative calculeuse. On doit se borner à opposer la quinine aux frissons, les opiacés aux douleurs, et à soutenir les forces par une alimentation nutritive et facilement digestible. Le sulfate de quinine paraît du reste avoir une action sur la pyohémie, et le fait de guérison de cette affection, cité dernièrement par M. Alph. Guérin (3), doit engager les médecins à user largement en pareille circonstance de ce précieux médicament.

(1) Budd. Diseases of the Liver, p. 176.
(2) Lebert. Anat. path., t. II.
(3) Gaz. des hôp., 20 mai 1869. (Séance de l'Ac. de médecine.)

TROISIÈME PARTIE

DE L'ICTÈRE CHRONIQUE ET DE L'ICTÈRE GRAVE DANS LA
LITHIASE BILIAIRE.

Dans le chapitre précédent, nous nous sommes occupé d'un des nombreux accidents de la lithiase biliaire : nous avons vu que l'obstruction des conduits hépatiques par des calculs, pouvait déterminer une inflammation de ces conduits, allant jusqu'à la suppuration et donner lieu à des lésions le plus souvent mortelles.

Les choses ne se passent pas toujours ainsi, et les malades succombent quelquefois à un autre ordre d'accidents non moins terribles. Qu'arrive-t-il, en effet, quand un calcul reste enclavé dans le canal cholédoque, par exemple, et quel est le symptôme qui frappe le plus dès l'abord ? c'est la coloration ictérique des téguments, qui alors n'est plus passagère comme dans les cas d'obstruction momentanée des voies biliaires par un calcul, mais qui persiste et devient chronique. Nous allons entreprendre l'étude de l'ictère chronique, surtout d'origine calculeuse, et nous nous efforcerons de rechercher quels sont les symptômes auxquels donne lieu la rétention de la bile dans les conduits biliaires, en essayant d'en donner une interprétation fondée sur les belles recherches de la physiologie moderne.

Causes de l'ictère chronique.

Certainement, l'ictère chronique chez les vieillards, a le plus souvent pour cause un calcul oblitérant les voies biliaires, mais une foule d'autres lésions conduisent au même résultat. En effet, pour n'en signaler qu'une pour le moment, ne sait-on pas que Durand-Fardel (1) a cité plusieurs cas de cancer primitif des gros conduits biliaires ; d'autre part, qui n'a pas observé dans les hospices de vieillards, des cancers du foie, du pancréas ou de l'estomac, comprimant les voies biliaires et donnant lieu aux mêmes phénomènes que l'obstruction par un calcul? De là, sans doute, l'opinion généralement admise que, chez les vieillards, l'ictère est grave pour peu qu'il dure un certain temps, et qu'il conduit presque toujours à une terminaison fatale, non pas seulement à cause des accidents occasionnés par la rétention de la bile, tels que symptômes nerveux, comateux, etc. (2), mais aussi à cause des produits de mauvaise nature qui donnent lieu à une oblitération plus ou moins complète des gros troncs.

Cependant gardons-nous de considérer l'ictère chronique comme une cause fatale de mort, et disons qu'un ictère catarrhal peut survenir chez les vieillards et déterminer des accidents passagers, absolument comme aux autres époques de la vie. Malheureusement ces faits sont rares, et il paraît certain que chez les vieillards l'imprégnation biliaire de l'organisme est moins bien supportée que chez les adultes.

(1) Durand Fardel. Traité des maladies des vieillards, 1853 ; et Arch. de méd., 1840, t. VIII, 107, et t. X, p. 434.

(2) Geist. Mal. du foie chez les vieillards, p. 160.

Conditions anatomiques de l'occlusion des voies biliaires.

La plupart des conditions anatomiques de l'occlusion calculeuse des voies biliaires nous sont connues; nous avons vu que l'enclavement d'un calcul dans le canal cholédoque ou le canal hépatique était nécessaire pour produire un ictère durable, et nous n'avons pas besoin de dire que les calculs, dans la vésicule ou dans le canal cystique, ne conduisent pas au même résultat.

A. — La bile épaissie et contenant seulement du sable biliaire peut suffire, d'après Murchison, pour oblitérer les canaux hépatiques. On a même rencontré à l'autopsie des cicatrices d'ulcères probablement déterminés par des calculs entraînés plus tard dans l'intestin, et ayant occasionné par leur rétraction une diminution du calibre des conduits (1).

Virchow observa chez un domestique de 66 ans, un ictère qui dura cinq semaines, résultant d'une obstruction du cholédoque par des calculs, et qui présenta les symptômes de l'ictère chronique.

Nous citerons plus loin une observation empruntée à M. Duménil, dans laquelle il s'agit d'une femme qui fut prise dans les derniers temps de sa vie, d'hémorrhagies par la bouche, et d'écoulement sanguin par les parties génitales, qui ne cédèrent à aucun traitement. A l'autopsie, on reconnut qu'un calcul bouchait le canal cholédoque et ne laissait pas parvenir dans l'intestin une seule goutte de bile.

B. — Il est un autre ordre de causes indépendantes.

______

(1) Lebert. Atlas d'anat. path., t. II, p. 271.

Magnin.   6

des calculs, qui donnent lieu à l'obstruction des voies biliaires, et que nous allons énumérer rapidement. Sans parler des lombrics (1), des hydatides (2), de l'invagination du canal cholédoque, signalée par Meckrens, de l'existence d'une bride fibro-celluleuse, étranglant le même canal, citée par Bérard, de la présence d'un polype sarcomateux, logé dans le canal hépatique (Morgagni), nous devons citer des cas nombreux de cancer primitif ou consécutif du foie ou des organes voisins qui sont de beaucoup plus fréquents chez les vieillards qu'à toute autre époque de la vie. D'après Frerichs, ces tumeurs, pour s'accompagner d'ictère, devraient nécessairement siéger sur la face concave du foie : celles de la face convexe ne déterminant pas le même symptôme. Tantôt la dégénérescence cancéreuse atteint les conduits biliaires eux-mêmes et Durand-Fardel est le premier auteur qui ait signalé des faits de ce genre ; tantôt ce sont des cancers développés dans le voisinage des conduits biliaires ou dans les organes qui leur sont contigus, qui sont la cause de l'obstruction. « Il n'y a pas de compression plus capable de donner lieu à la formation des calculs, et à l'obstruction des canaux que celle que subissent les conduits par suite de tumeurs des intestins, et surtout du pancréas (3). »

Virchow (4) a cité plusieurs cas d'ictère chronique dus à des causes de ce genre. Dans le premier, il s'agit d'une femme de 28 ans, ictérique depuis dix mois, qui n'eut jamais de phénomènes cérébraux, mais qui fut prise de

(1) Lebert. Loc. cit., t. I, p. 412.
(2) Bull. de la Soc. anat. Obs. de Cadet Gassicourt, 1855, p. 125.
(3) Franck: Path. int., t. VI, p. 397.
(4) Ueber die Leucin und Tyrosin abscheidungen an der Leber von Virchow'Archiv, t. VIII, p. 355.

violents accès de fièvre et de vomissements; elle mourut
en proie à des pertes de sang par la bouche et par l'anus,
et à l'autopsie, on constata une oblitération complète du
conduit hépatique et pancréatique par une tumeur cancéreuse avec dilatation considérable des conduits biliaires. Le même auteur cite un autre exemple relatif
à un applatissement complet du bord inférieur du foie,
atrophie au niveau de son sillon horizontal avec attrac-
tion de la vésicule biliaire en avant, par suite d'une
adhérence de celle-ci au côlon transverse ; dans ce cas
encore, on put observer tous les signes de l'ictère chronique.

Nous rapportons ici une observation de cancer du
foie, avec compression du canal cystique, donnant lieu
à un ictère chronique, accompagné d'un symptôme
commun dans les faits de ce genre, nous voulons parler des hémorrhagies :

OBSERVATION X.

Cancer du foie. — Lithiase biliaire. — Compression du canal cystique
par une masse cancéreuse. — Eruption cancéreuse sous-pleurale
confluente. — Embonpoint conservé. — (Hospice des Ménages, 1868,
service de M. le Dr Mauriac.)

Mme Robert, âgée de 65 ans, née à Paris, n'a jamais eu d'enfant,
s'est toujours bien portée jusqu'à l'âge de 28 ans, époque à laquelle
elle fut prise d'une attaque très-violente de choléra, dont elle fut
traitée par Broussais, au moyen des émissions sanguines. Elle ne
tarda pas à se rétablir et continua à jouir d'une parfaite santé. Elle
n'a jamais eu ni rhumatisme, ni goutte.

Il y a six mois, elle fut prise de douleur dans le côté droit, suivie
de crampes d'estomac très-violentes. Elle vomit abondamment,
mais pas de jaunisse, pas de coloration des urines exagérée. A dater
de ce jour, elle éprouva une certaine gêne du côté droit, son appétit diminua, ses forces s'affaiblirent graduellement.

17 février. Il y a huit jours, elle fut forcée de garder le lit ; elle

fut prise de malaise, de mauvaise digestion, de dégoût pour les aliments, en même temps douleurs vivès à la région du foie depuis plusieurs mois, douleur augmentant à la pression; impossibilité de rester dans la station verticale; à la palpation, on sent au niveau de l'appendice xiphoïde une bosselure dure et saillante, s'étendant à droite et au-dessous des côtes, ayant toute l'apparence de la vésicule biliaire distendue. Le foie dépasse de plus de cinq travers de doigt le rebord des côtes et on perçoit dans ces limites une matité absolue; la face présente une teinte sub-ictérique, la langue est sale, blanche; pouls, 70; tendance à la constipation; les urines sont très-foncées, jaunes, couleur acajou.

Prescription : huile de ricin, 15 gr.; pommade à la belladone, 4 gr. pour 30; eau de Vichy.

Le 18. La malade se trouve mieux. La douleur à la région hépatique a diminué; la teinte sub-ictérique persiste et occupe toute la surface du corps; les urines sont toujours très-foncées, épaisses; rien du côté du cœur, rien du côté des poumons; pouls, 76; le purgatif n'a pas été pris.

Le 19. Sous l'influence de l'huile de ricin, quatre garde-robes blanchâtres, cendrées; un peu de douleur dans l'hypochondre droit; respiration un peu difficile et bruyante; toux sèche; rien cependant à la percussion; à l'auscultation, râles sibilants; pouls, 90, régulier, plein; soif vive, mais pas d'appétit et dégoût pour toute espèce d'aliments.

Le 21. La malade est très-abattue; la teinte jaunâtre du visage, des sclérotiques, s'est généralisée et a augmenté d'intensité; l'oppression est un peu plus vive, sans phénomènes appréciables cependant à l'auscultation: la douleur au niveau de l'hypochondre droit persiste et la pression la détermine avec intensité; urines rares, deux verres à peu près dans la journée d'un jaune noirâtre; la malade nous dit qu'elle a été prise hier dans la soirée d'un frisson avec chaleur et sueur, cet accès de fièvre a duré une demi-heure environ. —Nous lui prescrivons 1 gramme de sulfate de quinine en trois paquets; potion avec sirop d'éther et diacode, 15 grammes; cataplasmes. L'eau de Vichy est mal supportée; elle occasionne des vomissements, on est obligé de la suspendre.

Le 23. Etat stationnaire, la fièvre n'a pas reparu depuis l'administration du sulfate de quinine.

Le 24. La face s'altère visiblement; la peau est moite, un peu visqueuse, gluante; pouls, 96, très-petit, régulier; l'ictère augmente d'intensité; la douleur au niveau de la région hépatique est moins vive. A la palpation, on sent le foie qui déborde les côtes de 5 travers de doigt au moins, et on retrouve la bosselure qu'on croit formée par la vésicule distendue et faisant saillie à sa place normale. A l'auscultation de la poitrine, un peu de difficulté de la respiration et d'affaiblissement du murmure respiratoire à droite seulement; pas de matité, pas d'égophonie. La malade a été prise ce matin à 7 heures d'un frisson suivi de chaleur à la peau, accès qui dura environ deux heures. Depuis trois jours elle n'avait rien ressenti d'analogue.

Prescription, 60 centigrammes de sulfate de quinine.

Julep. avec sirop diacode, 15 grammes; teinture de belladone, 15 gouttes.

Le 25. La fièvre n'a pas reparu; la douleur hépatique a notablement diminué; pouls, 92; urines teinte acajou; trois selles analogues à du mastic; pas d'appétit.

Le 26. Même état que la veille. — Huile de ricin, 20 gr.; potion à la teinture de belladone et sirop de Tolu.

4 mars. La douleur a disparu dans la région du foie, mais la faiblesse augmente; le pouls est fréquent, 96, petit, peau chaude, visqueuse; les garde-robes sont remarquables par l'absence de la coloration; les urines continuent à être d'un jaune de plus en plus foncé et laissent déposer au fond du vase une assez grande quantité de sels biliaires; langue sèche, noirâtre; insomnie persistante.

Le 3. Teinte terreuse du visage recouvert d'une sueur visqueuse; un peu de boursouflement de la face; les urines paraissent moins foncées; les selles sont toujours décolorées; pouls 104, régulier, petit; mêmes phénomènes physiques appréciables du côté du foie.

Le 5. La malade est très-abattue et ne répond qu'avec peine aux questions qu'on lui adresse; pouls petit, faible, régulier 100; un peu d'ascite; un peu d'œdème des membres inférieurs; la saillie du foie est facilement appréciable et remonte du côté gauche suivant une ligne oblique passant à 2 ou 3 cent. de l'ombilic; elle est dure au toucher et présente des bosselures résistantes et unies; la palpation est moins douloureuse qu'au début de la maladie; appétit nul; langue sèche; dégoût extrême des aliments.— Potion cordiale.

Le 6. Prostration extrême; l'œdème des membres inférieurs n'a pas augmenté; le foie est toujours aussi volumineux; la rate n'est pas notablement tuméfiée; langue noirâtre et sale, un peu sèche; la malade a rendu quelques crachats colorés par du sang; de plus, à la suite d'un lavement purgatif, elle a eu plusieurs garde-robes très-colorées en noir et son lit est taché par places d'une matière qui paraît fortement colorée par du sang. La garde-malade affirme, du reste, que dans les garde-robes se trouvait du sang en assez grande quantité; urines acajou; pouls 104, petit, régulier; rien à l'auscultation de la poitrine qu'un peu de faiblesse à droite; rien au cœur dont les battements sont faibles, mais réguliers; agitation; malaise sans souffrances; insomnie persistante.

Julep., perchlorure de fer, 30 gouttes; sirop diacode, 25 gram.

Le 7. Dans la journée, la garde s'aperçoit qu'elle répond difficilement aux questions qu'on lui adresse, on envoie chercher l'interne de garde qui trouve la malade sans connaissance; pouls presque insensible; battements du cœur difficilement perceptibles; l'agonie continue sans agitation ni apparence de souffrance et dure un quart d'heure.

Autopsie, 36 heures après la mort.

Teinte jaune foncée de toute la surface du corps; embonpoint et formes très-bien conservées; à l'ouverture de l'abdomen, il s'échappe un demi-litre à peu près de sérosité séro-sanguinolente, dans laquelle nagent des caillots sanguins.

Le foie, libre de toute adhérence, est farci de tumeurs cancéreuses. Son diamètre d'arrière en avant, au niveau de la vésicule, mesure 22 centimètres, le diamètre transversal 26. Au-dessus et au niveau de la vésicule existe une grosse masse cancéreuse qui constituait une partie de la tumeur épigastrique pendant la vie. Les masses cancéreuses disséminées en grand nombre dans le foie sont plus ou moins volumineuses, et presque toutes présentent un commencement de ramollissement.

On aperçoit sur le diaphragme, sur ses deux faces, des plaques de la largeur d'un pois, d'un blanc jaunâtre, analogues à celles que nous retrouverons sur les poumons et à la face extérieure du foie.

La vésicule est très-distendue, à parois très-épaisses, comme fibreuses; ses dimensions sont augmentées. Elle est remplie de calculs ayant tous une forme polyédrique, triangulaire, de même grosseur, du volume d'un pois, d'une couleur blanchâtre; on en compte 31. La bile contenue dans la vésicule est très-visqueuse. Un des calculs est engagé dans l'orifice vésical du canal cystique, lequel paraît oblitéré par la compression qu'exerce sur lui une grosse masse cancéreuse occupant le hile du foie. Cette grosse masse cancéreuse, occupant le hile du foie, englobe aussi le tronc de la veine-porte, dont les parois sont épaisses et rugueuses et dont le calibre est diminué de plus des 2/5 avant sa division.

Le canal cholédoque, accolé à la veine-porte, présente le même envahissement cancéreux et la même diminution de volume qu'elle.

Le tissu du foie est ramolli, jaunâtre, gorgé de bile et par places infiltré de sang.

Le *pancréas* n'est pas cancéreux, non plus que l'*estomac*, qui ne contient qu'un liquide noirâtre et un peu de mucosité.

La *rate* est ramollie, de volume ordinaire, la boue splénique s'en va facilement et il semble que la trame n'existe plus.

Les *reins* sont petits et congestionnés.

L'*utérus* a un petit volume; on n'a pu trouver les ovaires.

Poumons. Les deux poumons sont couverts de petites plaques confluentes, d'un centimètre de diamètre, situées au-dessous de la plèvre. La cavité des plèvres ne contient pas de liquide ni d'adhérences. Les poumons sont gorgés de sang et de sérosité, surtout le droit à la base. Les plaques cancéreuses confluentes, situées dans la plèvre, pénétrent de quelques centimètres dans l'épaisseur du poumon; mais au centre, il n'existe pas de semblables tumeurs. Les ganglions ne paraissent pas cancéreux.

Cœur. Très-petit, mesure 10 cent. de largeur sur 8 de hauteur; valvules suffisantes; rien d'anormal, si ce n'est ce ramollissement prononcé de ses parois, avec commencement de teinte jaunâtre et graisseuse.

Le *cerveau* n'a pas été examiné.

Enfin M. Duplay[1] a cité une observation remarquable d'oblitération du cholédoque, suite de compression exercée par le pancréas; nous la rapportons à cause de l'existence simultanée des deux symptômes ordinaires de l'ictère chronique, les hémorrhagies et les troubles cérébraux.

OBSERVATION XI.

Ictère chez une femme de 63 ans. Au bout de trois semaines, vomissement rougeâtre; adynamie avec symptômes cérébraux; mort. — Tuméfaction et induration du pancréas; compression et rétrécissement du canal cystique; adhérence de ses parois.

Agathe Fontaine, âgée de 63 ans, journalière, entre à la Pitié le 11 novembre 1833. Cette femme, qui n'avait jamais été malade, éprouve une vive émotion trois semaines avant d'entrer à l'hôpital.

(1) Arch. de méd., 1834, t. IV, p. 411.

Les jours suivants elle a du malaise, de la fièvre chaque soir, et sa peau prend une teinte ictérique. Un médecin fait appliquer douze sangsues aux cuisses, et donne des boissons amères; mais bientôt surviennent des nausées, des vomissements; la teinte ictérique devient de plus en plus foncée; le malaise augmente, et Fontaine, lors de son entrée à l'hôpital, présente, le 12 novembre, l'état suivant :

Teinte ictérique générale et très-prononcée; coloration rouge des pommettes, bouche pâteuse, amère; langue sèche, couverte d'un enduit noirâtre; soif vive; nausées; l'épigastre est peu sensible à la pression; on n'y découvre aucune tumeur, non plus que dans la région du foie qui n'a jamais été douloureuse. L'abdomen percuté donne un son clair, excepté vers les parties déclives des plaies, où il existe peut-être un peu d'épanchement. La poitrine est saine; l'auscultation et la percussion ne donnent aucun signe; le cœur bat normalement, le pouls marque 100 pulsations par minute; rien du côté de l'encéphale.— 12 sangsues sur le flanc droit, gomme édulcorée, cataplasme émollient, lavements mucilagineux et gommeux; diète.

Le 13. La teinte ictérique est la même; la langue est toujours sèche, fendillée; soif vive, nausées, vomissements, diarrhée : du reste, aucune douleur dans la région hypochondriaque droite. Le pouls marque 100 pulsations comme la veille. — Même prescription, sauf l'application de sangsues.

Le 14. L'état général est le même; les matières vomies ont été conservées; elles sont noirâtres, semblables à de la suie délayée dans de l'eau; les matières fécales sont d'un gris sale mêlé de stries noirâtres et répandant une odeur fétide; l'urine, d'un jaune foncé, dépose un sédiment abondant. — Même prescription.

Le 15. L'état s'est aggravé; la teinte ictérique est peut-être un peu moins marquée, mais la face est plus altérée; prostration; langue toujours noirâtre, sèche et fendillée; vomissements abondants et toujours de même nature; même insensibilité du ventre, ballonnement; de nouvelles recherches ne font découvrir aucune tumeur. Le pouls marque 110 pulsations; il est filiforme. — Même prescription.

Le 16. Grand abattement, teinte ictérique un peu moins prononcée; perte de connaissance, agitation et cris passagers; grincements des dents; pas de réponse aux questions qu'on adresse à la malade; langue sèche et noire, pas de vomissements, selles involontaires et fétides

Le 17 et le 18. L'état est le même; la malade est dans la prostration la plus complète; elle pousse des cris aigus, puis retombe dans son état d'abattement.

Le 19. Elle semble avoir un peu repris connaissance.

Le 20. Elle retombe dans le même état que les jours précédents. La teinte ictérique est toujours prononcée; la langue est sèche et noirâtre; la malade tourne alternativement la tête à droite et à gauche, et pousse de temps à autre un cri aigu. L'abdomen est ballonné; selles involontaires, fétides et noirâtres. Cet état s'aggrave de plus en plus, et la malade meurt le lendemain à quatre heures du matin.

Autopsie, vingt-neuf heures après la mort. Il existe une teinte ictérique très-prononcée, et répandue également sur tout le corps.

Tête. — La dure-mère est fortement teinte en jaune, surtout sur sa face lisse. L'arachnoïde et la pie-mère présentent la même coloration.

Les ventricules latéraux contiennent environ 2 gros de sérosité, d'un jaune très-foncé. Les plexus choroïdes présentent la même teinte, ainsi que les couches optiques et les corps striés.

Thorax. — Les poumons et le cœur sont exempts de toute altération.

Abdomen. — La cavité péritonéale renferme à peu près une demi-livre de sérosité jaunâtre. L'estomac est très-petit, comme raccorni. La cavité de ce viscère contient une assez grande quantité d'un liquide onctueux, de couleur chocolat foncé. La face interne du duodénum est également injectée et remplie d'une matière analogue à celle que renferme l'estomac. Les parois du duodénum, vers la concavité qui enveloppe le pancréas, sont hypertrophiées et intimement unies à ce dernier, qui a subi dans son volume sa consistance et sa texture des changements qui seront décrits plus loin. L'intestin grêle est rempli d'une matière lie de vin. Le gros intestin présente çà et là une injection arborisée, disposée par plaques. Du reste, les parois de l'intestin conservent leur épaisseur normale.

Le pancréas est volumineux; vers son extrémité gauche il conserve sa teinte naturelle; vers la droite, il est rouge et fortement tuméfié. Il forme là une tumeur volumineuse comme un œuf de pigeon, qui entoure presque complétement le duodénum et qui embrasse le canal cholédoque dans une assez grande étendue. La consistance est manifestement augmentée, non-seulement dans ce point, mais encore dans tout le reste de son étendue; lorsqu'on incise son tissu, il résiste et crie sous le scalpel. Les granulations glandulaires et les lobules ont subi une hypertrophie très-marquée.

Le foie est petit, comme ratatiné; le lobe gauche n'est pas en rapport avec le lobe droit; il est beaucoup plus petit que dans l'état normal. Sur sa face supérieure on aperçoit plusieurs plaques blanchâtres, comme nacrées, formées par un épaississement de la membrane fibreuse. On ne peut plus distinguer, sur la coupe du foie, la substance rouge d'avec la substance jaune; son tissu est d'un jaune uniforme très-foncé; il est mou, s'écrase facilement entre les doigts, et laisse suinter une grande quantité de bile lorsqu'on le racle avec le scalpel. La vésicule est très-distendue. On cherche vainement, en la pressant, à faire passer la bile qu'elle contient dans le conduit cystique. Le col de la vésicule est comme étranglé à l'extérieur par des brides fibro-celluleuses qui se portent de la face inférieure du foie vers le duodénum. La face interne ne présente rien de remarquable; mais un stylet, introduit dans le col de la vésicule, ne peut le traverser que très-difficilement pour arriver dans le conduit cystique. Le canal hépatique est libre. On peut, en pressant sur lui, faire circuler la bile dans son intérieur. Le canal cholédoque, volumineux comme une plume à écrire, est parfaitement libre dans les deux tiers de son étendue. Dans le reste de son trajet, il est environné par l'extrémité indurée du pancréas. Les parois sont hypertrophiées vers ce point, ainsi que dans toute l'étendue qu'il parcourt en dehors de la muqueuse et dans l'épaisseur des parois du duodénum. L'orifice commun dans lequel s'ouvrent, dans l'intestin, les conduits pancréatique et cholédoque, est aussi beaucoup plus apparent qu'à l'état normal; il forme une saillie considérable. En pressant sur la partie supérieure du conduit cholédoque, on ne peut d'abord faire passer la bile dans le duodénum; mais à peine le conduit est-il isolé de cette portion indurée du pancréas qui l'enveloppe, qu'il donne passage à une très-petite quantité de bile.

La rate est de la grosseur d'un œuf de poule; son tissu, très-mou, laisse suinter un liquide noir foncé. L'appareil sécréteur et excréteur de l'urine est sain.

Il nous serait facile de multiplier ces exemples d'ictère chronique engendré par des calculs ou des dégénérescences cancéreuses; il nous suffira de terminer cette longue énumération en disant que les calculs sont en-

core de beaucoup la cause la plus fréquente des obs-
tructions des gros troncs biliaires et par suite de l'ictère chronique.

Altérations du foie dans l'ictère chronique consécutivement à
l'obstruction des voies biliaires.

Nous en connaissons déjà plusieurs, et nous avons
longuement insisté sur la dilatation des voies biliaires,
sur l'angiocholite et enfin sur les abcès lenticulaires de
l'intérieur du foie. Mais l'inflammation ne survient pas
toujours, et alors le foie subit une autre altération remarquable et dont nous allons donner une idée. Le foie
présente une coloration générale olive due à la rétention de la bile dans les conduits distendus. Consécutivement, il survient une tuméfaction générale de l'organe
qui est uniforme, lisse; le rebord du foie reste tranchant
et ne devient pas arrondi, comme dans le cas d'hypertrophie scrofuleuse et de foie gras.

La consistance de l'organe ne varie pas et elle est
moindre que dans le foie cireux. La palpation et la percussion méthodiquement appliquées donnent la forme
générale et les contours de l'organe hépatique.

Ainsi donc, il n'y a au début qu'une tuméfaction générale du foie : ce fait a une certaine importance au
point de vue du diagnostic, car elle permettra dans un
cas analogue d'éliminer d'emblée les affections qui,
telles que la scrofule et la cirrhose, le cancer marronné
font subir au foie des altérations dans sa forme et ses
contours. A la coupe, il présente une coloration olive,
bronzée, due au changement de coloration qu'a subi la
bile.

Cette tuméfaction ne persiste pas longtemps et le foie ne tarde pas à subir une diminution progressive dans son volume; en un mot, à s'atrophier en même temps que le parenchyme devient mou et flasque.

Williams le premier (1), en 1843, a décrit l'altération qui en résulte. Cet auteur, examinant un foie distendu par la bile, trouva que les cellules hépatiques manquaient et étaient remplacées par un détritus granuleux. Un an plus tard, Budd (2) observa la même altération. Virchow confirma ces données histologiques, et, depuis cette époque, beaucoup d'auteurs ont fait la même remarque. Toutefois, il ne faut pas croire que cette destruction des cellules hépatiques soit un fait constant et occupe toute l'épaisseur de l'organe. Virchow a, en effet, observé une atrophie partielle du foie, et a vu qu'à côté des parties malades se trouvait une substance hépatique exempte de toute altération.

En même temps que cette destruction générale ou partielle des cellules du foie, on rencontre dans cet organe des cristaux particuliers dont l'origine paraît résulter d'une décomposition de la substance même du foie; je veux parler de la *leucine* et de la *tyrosine*, substances qui ont été constatées dans presque tous les cas d'obstruction des voies biliaires par Frerichs et Virchow, non-seulement dans le foie, mais encore dans les urines (3).

(1) Dr Williams. (On the pathol. of cells publish in Guy's hop. report, octobre 1843.)

(2) Budd. Diseases of the Liver, p. 213, 214.

(3) 1° La *leucine* est une substance blanche, légère, cristalline, soluble dans l'eau, qui a l'apparence de carbonate de chaux et qui se compose de petits corpuscules arrondis, mousses, formés de couches concentriques.

2° La *tyrosine* est une substance qui cristallise en aiguilles blanches, brillantes, peu soluble dans l'eau et facilement dissoute par les alcalis.

Analogie entre ces altérations et celles qu'on rencontre dans une maladie aiguë désignée sous le nom d'ictère grave. — L'altération si caractéristique que nous venons d'étudier et qui a été rencontrée souvent dans les cas où les voies biliaires demeuraient obstruées pendant un certain temps, soit par des calculs, soit par une lésion organique ou autre, s'observe aussi dans une autre maladie aiguë et en constitue le principal caractère anatomique. Je veux parler de l'affection décrite sous le nom d'*hépatite parenchymateuse aiguë* (Frerichs), *atrophie jaune du foie* (Rokitanski), ou bien encore *ictère grave hémorrhagique essentiel* (Monneret).

Cette dénomination consacre une erreur, partagée par la plupart des auteurs qui se sont occupés de cette question depuis Monneret. Nous devons admettre aujourd'hui l'existence de l'ictère grave, comme représentant une forme multiple symptomatique d'un grand nombre d'états morbides; et pour n'en citer qu'une preuve à l'appui, nous ferons remarquer la complète analogie qui existe entre les manifestations morbides que Rokitanski, Frerichs et Monneret ont décrites sous le nom d'ictère grave et celles que nous allons étudier, consécutivement à l'obstruction prolongée des voies biliaires. Dans un cas, les lésions arrivent en très-peu de temps (ictère grave des auteurs); dans un autre cas, l'altération se développe lentement (ictère chronique consécutif à l'obstruction des conduits biliaires).

L'ictère peut donc être grave dans un grand nombre de cas, et ce n'est plus un ictère grave unique qu'il faut admettre, mais une série d'ictères morbides, de causes diverses, entraînant un ictère chronique et donnant lieu à des manifestations analogues de la plus haute gravité.

Du reste, ce rapprochement que nous cherchons à établir entre deux états qui semblent au premier abord bien distincts ne se constate pas seulement dans l'étude des lésions anatomiques, mais il y a identité presque complète dans les symptômes observés pendant la vie (hémorrhagies, phénomènes cérébraux).

Avant d'entreprendre l'étude des phénomènes auxquels donne lieu l'ictère chronique, il nous paraît indispensable d'entrer dans quelques détails relativement à la composition du sang et des humeurs dans l'ictère chronique, persuadé que cette étude préliminaire physiologique contribuera à rendre plus claire et plus simple la solution de ce problème, et qu'il sera plus facile, alors que nous connaîtrons les faits expérimentaux relatifs à la question, d'interpréter le rôle de la bile dans les cas d'obstruction prolongée des voies biliaires.

DES ICTÈRES EN GÉNÉRAL.

On peut admettre trois espèces d'ictère :

Ictère hépatogène ;
— hématogène ;
— par suppression.

L'ictère hépatogène est admis par tout le monde : c'est celui qui résulte d'un obstacle mécanique, empêchant la progression de la bile dans les canaux excréteurs du foie ; la bile pénètre alors dans toute l'économie par les lymphatiques et les veines de cet organe, et la coloration jaune se produit dans tous les points imprégnés du liquide biliaire. Sur ce point, il n'y a pas de contestation depuis les expériences de Saunders, Tiedmann et Gmelin.

Il n'en est pas de même de l'ictère hématogène, dont il est plus difficile d'expliquer la production.

Quant à l'ictère par suppression, nous verrons qu'il ne compte plus que de rares partisans et qu'il est bien près de tomber dans l'oubli.

Nous commencerons par l'étude de l'ictère hématogène, parce que c'est celui qui soulève le plus grand nombre de difficultés et de contestations.

A. — *Ictère hématogène.*

Sans entrer dans toutes les discussions théoriques plus ou moins fondées qui ont été soutenues pour se rendre compte de la production des ictères dans les cas où on ne parvenait pas à trouver un obstacle dans les voies biliaires, nous devons cependant rapporter quelques détails relatifs aux expériences chimiques qui ont engagé des observateurs d'un grand mérite à soutenir la théorie de l'ictère hématogène.

Il est des cas où on constate un ictère des plus manifestes, sans qu'on parvienne à trouver un obstacle dans les voies biliaires suffisant pour expliquer comment la bile au lieu de s'écouler dans l'intestin, a imprégné de sa matière colorante tous les tissus de l'économie. Frappés de ce fait, un certain nombre d'auteurs, parmi lesquels nous citerons Senac (1), Breschet (2), Dubreuil (3), Vir-

(1) Senac. De recondità febrium naturà, p. 25.
- (2) Breschet. Journ. de Magendie, t. I, Paris, 1821.
(3) Dubreuil. Ephèm. méd. de Montpellier, 1826.

chow, Zencker et Fünke (1), et plus récemment encore M. le professeur Gubler (ictère hémaphéique) (2), ont pensé que certaines altérations du sang n'ayant nullement leur source dans une affection du foie, pouvaient donner lieu à la formation d'un produit plus ou moins analogue à la matière colorante de la bile et capable de déterminer une espèce d'ictère spécial, dont nous chercherons plus loin les caractères, en le comparant à l'ictère par résorption.

On comprend du reste que des esprits ingénieux et avides d'expliquer un fait embarrassant aient pu se laisser séduire par cette théorie, car elle s'appuie sur des faits qu'il est impossible de controuver.

En effet, 1° la matière colorante rouge cristallisable du sang (hématine) fournit, sous l'influence de certains réactifs, une substance, l'hématoïdine, qui paraît pouvoir être assimilée complétement à la matière colorante biliaire (biliverdine, bilifulvine, bilipyrrhine); c'est ce qu'a constaté le premier Jaffé (3), qui a reconnu une complète identité entre les cristaux d'hématoïdine d'un vieux kyste apoplectique et des cristaux de bilifulvine provenant de la bile.

2° La bile, de son côté, produirait des cristaux tout à fait semblables à l'hématoïdine. Telle est du moins l'opinion de Zencker et de Fünke, qui ont produit avec la biliverdine, traitée par l'éther, des cristaux d'hématoïdine. Zencker même aurait vu en divers points des cristaux d'hématoïdine provenir non du sang, mais de la

(1) Zencker et Fünke, in Lehmann Lehrb. der physiol. chemic., t. I, p. 292.

(2) Bull. de la Soc. méd. des hôpitaux, t. III, 1864, p. 43.

(3) Jaffé. De bilis pigmentorum genesi. Berolini, 1862.

bile et la stagnation de ce liquide produire de l'hématoïdine.

Enfin, d'après Kühne (1), toutes les substances, hématoïdine, bilirubine, biliphœine, cholépyrrhine, seraient identiques et complétement assimilables entre
elles.

3° D'autre part, certaines expériences semblent prouver que la matière colorante de la bile passe dans les
urines toutes les fois qu'on introduit dans le sang une
substance ayant pour effet de détruire les globules
rouges. Frerichs et Staedler (2) ont injecté les acides
biliaires dans le sang, et ils ont constaté la présence de
la matière colorante de la bile dans l'urine. Ces auteurs
pensèrent bien à tort, comme nous le prouverons plus
loin, qu'il y avait là une transformation des acides en
matière colorante de la bile, et Frerichs n'hésita pas à
édifier sur ces faits toute une théorie, dite *des chromo-
gènes*, qui repose sur cette proposition fondamentale :

« Les acides de la bile complétement incolores peuvent être transformés en *pigments biliaires* possédant
toutes les propriétés caractéristiques de cette matière
colorante. » D'après cet auteur (3), cette transformation se produit non-seulement sous l'influence de certains réactifs comme l'acide sulfurique, par exemple,
mais encore dans le sang des animaux vivants, par
suite du contact de l'oxygène.

Telle est la théorie par laquelle Frerichs expliquerait
la formation des ictères qui ne rentrent pas dans les
ictères mécaniques proprement dits.

(1) Kuhne. Virchow's archiv. Bd xiv, p. 72.
(2) Frerichs. Und Staedler. Archiv für anat. physiol., 1856, p. 55.
(3) Frerichs, loc. cit. p. 87.

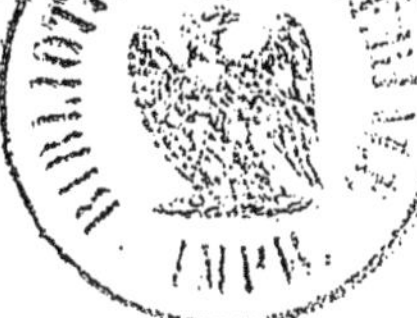

Magnin.

Mais cette théorie a été vivement combattue par Kuhne qui, s'appuyant sur de nombreuses preuves expérimentales, s'est appliqué à donner une plus juste interprétation des faits observés.

Réfutation de la doctrine de Frerichs. Opinion de Kuhne. —D'après ce savant observateur, les acides injectés ne sont nullement détruits; ils passent dans l'urine sans subir aucune modification et il est probable que c'est aux dépens des globules rouges du sang, altérés et détruits par les acides biliaires, que se produit la matière colorante qu'on retrouve dans l'urine. Il y aurait donc eu de la part de Frerichs fausse interprétation des phénomènes observés par lui-même et par Kuhne (1); et il aurait eu le tort de ne pas tenir compte de ce fait découvert par Heihnefeldt et Dusch (2), d'après lequel les acides biliaires auraient la propriété de dissoudre les globules sanguins, tandis que lui, au contraire, admettait que c'étaient ces acides qui se transformaient en matière colorante et apparaissaient dans les urines.

C'est, en effet, maintenant un fait reconnu que les acides de la bile ont la propriété de dissoudre les globules du sang, de sorte que si on introduit ces acides dans la circulation, les globules se dissolvent et leur matière colorante passe dans les urines. Kuhne a suivi ce processus avec le microscope; il plaça une goutte de glycocholate de soude sur un verre, y fit arriver une goutte de sang, et vit les globules venir se dissoudre au contact du sel biliaire les uns après les autres.

(1) Kuhne, loc. cit., p. 310.
(2) Dusch. Untersuchungen und experimente als Beitrag zur pathogenese des Icterus. Leipzig, 1854.

Du reste, les acides biliaires ne sont pas les seules substances qui aient la propriété de détruire ces globules ; le phosphore produirait les mêmes effets (Leyden); bien plus si on injecte de l'eau dans le torrent circulatoire, l'eau dissoudra les globules et on retrouvera dans l'urine une matière colorante analogue à celle de la bile formée aux dépens des globules détruits.

Nous sommes maintenant en droit de conclure, d'après Leyden :

1° Que l'hématine dissoute par la destruction des globules du sang donne lieu à une matière colorante analogue à celle qu'on retrouve dans la bile ;

2° Que toute substance capable de détruire les globules produira les mêmes effets que les acides biliaires.

Alors, il nous est maintenant facile d'expliquer la formation de certains ictères qui rentreraient, en effet, dans la classe de plus en plus restreinte de l'ictère hématogène, mais qui diffèrent forcément des ictères par résorption ou hépatogènes par les caractères suivants :

a. Jamais, on ne trouvera dans l'ictère hématogène les acides biliaires dans l'urine, mais seulement une matière colorante. Au contraire, Hoppe (1) a démontré que toujours les acides se rencontraient dans l'ictère par résorption.

b. Dans l'ictère hématogène, il peut y avoir une coloration ictérique de la peau et des conjonctives très-intense, mais, en général, les urines ne renferment qu'une petite quantité de matière colorante. Dans l'ictère hépatogène, c'est le contraire; on trouve parfois un ictère peu accusé et des urines très-foncées et con-

______

(1) Hoppe. Wirchow's archiv. Bd xxv, p. 183.

tenant une grande quantité de matière colorante et d'acides biliaires.

c. Les garde-robes dans le premier groupe sont normales, non décolorées ; dans le second, décoloration parfois complète, couleur argileuse des matières.

d. Enfin, à l'autopsie, dans l'ictère hématogène, on trouve le foie non ictérique, avec sa couleur habituelle ; dans l'ictère hépatogène, il est vert-olive, distendu par la bile, et on trouve le plus souvent la cause ou tout au moins des traces de l'oblitération.

C'est dans ce groupe que rentreraient les ictères déterminés par l'inhalation du chloroforme et de l'éther, substances qui ont la propriété de dissoudre les globules (fait expérimentalement démontré sur le chien), et peut-être aussi ceux qui surviennent consécutivement à la fièvre jaune et à la pyohémie, l'endocardite ulcéreuse, affection dans lesquelles le sang est profondément modifié et altéré dans sa composition.

B. Ictère par suppression.

Budd et Bamberger (1), admettant la préformation du liquide biliaire dans le sang et ne donnant au foie qu'un rôle d'organe éliminateur, comme le rein le fait par l'urine, ont cherché à démontrer que certains ictères provenaient soit d'une sécrétion insuffisante du foie, soit d'une suppression complète de cette sécrétion. Malgré les expériences de Saunders sur la résorption de la bile, malgré celles qui prouvent la différence qui existe dans la composition du sang de la veine-porte et

____

(1) Bamberger. Handbuch der Pathologie und Therapie von Virchow, t. VI, p. 518.

celle des veines hépatiques, un auteur anglais, G Harley (1), a voulu réhabiliter la théorie de Bamberger. D'après lui, la matière colorante biliaire, nullement formée dans le foie, viendrait directement de la matière colorante rouge du sang et le foie serait simplement chargé de la séparer du liquide où elle a préalablement pris naissance. Mais cette théorie tombe d'elle-même devant les résultats expérimentaux. Le foie forme la bile, c'est un fait prouvé par Molleschott (2), Muller et Kunde (3), qui, après avoir extirpé le foie à des grenouilles, n'ont pas trouvé trace de substances biliaires dans le sang, quatorze jours après l'extirpation. La destruction des reins produit l'urémie, parce que les principes constituants de l'urine se trouvent dans le sang, mais la destruction du foie ne produit pas l'ictère, parce que les éléments de la bile, si ce n'est peut-être la cholestérine, ne préexistent pas dans le sang. Par conséquent, s'il n'y a pas de foie, il ne pourra se former de la bile et par conséquent l'ictère par suppression n'est plus admissible, puisque Harley prétend que cet ictère se produit par suite d'une suppression plus ou moins complète de la sécrétion.

Du reste, cette théorie n'a plus de partisans qu'en Angleterre et nous ne croyons pas devoir nous y arrêter plus longuement.

C. *Ictère par résorption.*

Si le cadre de l'ictère hématogène semble se rétrécir tous les jours, si l'ictère par suppression n'est plus ad-

(1) John Harley. Jaunice. London, 1865.
(2) Molleschot. Archiv. fur physiolog. Heilkunde, t. II, p. 479,
(3) Kunde. Dissert. inaugur. Berolini, 1850.

missible aujourd'hui, l'ictère par résorption, c'est-à-dire celui qui nous intéresse surtout dans cette étude, et qui est dû à une obstruction des voies biliaires, est admis sans conteste et s'appuie sur des données expérimentales et cliniques qui le rendent inattaquable.

C'est à Saunders (1) que revient l'honneur d'avoir bien fait comprendre le mécanisme de l'ictère par résorption. Il lia le canal cholédoque chez un animal et ne tarda pas à observer une coloration ictérique généralisée, en même temps que les selles étaient argileuses, que les urines étaient, au contraire, fortement colorées, etc. En un mot, cet auteur prouva par cette expérience que la bile préalablement formée par le foie était résorbée par la voie des veines et des lymphatiques, puisque ce liquide, ne pouvant plus s'écouler par l'intestin, passait dans la circulation et allait imprégner de sa matière colorante tous les tissus de l'économie.

Quelle est donc la composition de ce liquide qui, nous le verrons bientôt, exerce une si grande influence sur toute l'économie, aussi bien sur les téguments que sur l'organe central de la circulation? Les substances qu'il renferme produisent-elles toutes le même effet? ont-elles toutes la même activité? C'est là une question de premier ordre et que nous ne pouvons résoudre sans connaître quels sont les principes fondamentaux qui entrent dans la composition de la bile.

Composition de la bile. — La bile, d'après Strecker (2),

---

(1) Saunders. A treatise on the structure of the Liver. London, 1795.

(2) Strecker. Untersuchungen uber die chemische constitution der Hauptbestandlheile der ochsengalle. Giessen, 1848. Il a continué ses recherches et on retrouve ses mémoires dans les annales de Liebig.

serait constituée par de l'eau, deux acides, une matière colorante et un certain nombre de produits moins importants et mal déterminés.

L'eau forme la majeure partie de ce liquide. Les acides sont au nombre de deux; ils n'existent pas à l'état libre et sont combinés normalement avec la soude. L'acide taurocholique (combinaison d'acide cholique et de taurine) et l'acide glycocholique (combinaison d'acide cholique et de glycine) existent dans la bile à l'état de taurocholate et de glycocholate de soude.

La matière colorante de la bile ou cholépyrrhine est unique, mais peut présenter des aspects variés, et se transformer en bilirubine, biliverdine, bilifulvine, etc.

La cholestérine semble être un produit de métamorphose des tissus nerveux de l'organisme; elle ne paraît pas se développer dans le foie qui n'est probablement pour elle qu'un organe d'élimination.

Enfin, on rencontre encore dans la bile des chlorures, des carbonates, des phosphates, du fer, du cuivre, etc., des savons, des graisses, des acides gras.

Maintenant que nous connaissons quelle est la constitution de la bile, nous allons démontrer qu'elle passe dans le sang et dans l'urine, puis ce fait admis, nous verrons quels sont les effets des différentes substances qui entrent dans sa composition, sur le sang et tous les systèmes de l'économie.

A. Pénétration de la bile dans le sang. — 1° La matière colorante de la bile est facile à retrouver dans le sang ou dans l'urine d'un ictérique. Il suffit de verser goutte à goutte dans le liquide à essayer, l'urine par exemple, de l'acide nitrique. Si ce liquide contient de la cholépyrrhine, il se forme au fond du verre et surtout au niveau du contact des deux liqueurs une zone verte qui passe successivement par le bleu, le violet et le rouge pour aboutir au jaune (1).

2° La recherche des acides biliaires dans l'urine ou dans le sang soulève plus de difficultés. Les premières recherches de Lehmann, de Frerichs, de Stœdler, à ce sujet, furent négatives, et nous avons vu plus haut que Frerichs se croyait autorisé à admettre la destruction des acides biliaires dans l'ictère, se fondant sur cette expérience qui consistait à injecter du glycocholate de soude dans le sang ; il retrouvait alors dans ce liquide la matière colorante de l'urine et en concluait que les acides biliaires étaient en partie brûlés dans la circulation, en partie transformés en matière colorante. Mais Kuhne, nous l'avons vu, a démontré que les acides biliaires se trouvaient dans l'urine des ictériques et Hoppe et Leyden ont confirmé ces résultats. Il est facile, du reste, de renouveler l'expérience et le réactif de Pettenkoffer, modifié par Neukomm (2) ne laisse aucun doute à ce sujet.

B. — Action des acides biliaires sur l'organisme. — Le fait de la présence des acides biliaires dans le sang et dans l'urine, une fois admis, nous devons rechercher l'influence qu'ils exercent sur l'économie ; il nous sera alors facile de comparer les résultats expérimentaux, recueillis sur des animaux, avec ce qu'on observe chez l'homme dans des cas analogues, et nous chercherons

(1) Voir pour plus de détails : art. Bile du Dict. de méd. pr. de M Jaccoud. Diagnostic de la mat. colorante, t. V, p. 27.

(2) Neukomm, Arch. fur anat. physiolog, 1860, p. 364. Voir page 19 de notre thèse.

s'il n'est pas possible d'admettre une interprétation commune des phénomènes observés.

Nous avons déjà signalé quelle est l'action énergique des acides biliaires sur les globules sanguins. Ces expériences chimiques ont été répétées sur des animaux ; on a introduit dans le sang les acides biliaires eux-mêmes, et on a observé : 1° une tendance remarquable aux hémorrhagies, une véritable diathèse hémorrhagique ; à l'autopsie, on reconnut des ecchymoses sur le cerveau, sur la conjonctive, sous la plèvre pulmonaire, etc.

2° Sur le cœur, l'action des acides biliaires fut encore plus manifeste. Röhrig (1) injecta de la bile dans les veines jugulaires d'un lapin et constata un ralentissement notable du pouls. Il a poussé plus loin ses expériences, et il a cherché quelle était, dans la bile, la substance qui produisait cet effet. Pour arriver à ce résultat, il a injecté successivement toutes les substances qui entrent dans la composition de la bile, et il a trouvé que les acides biliaires seuls (glyco et tauro-cholate de soude) avait pour effet de produire un ralentissement du pouls. Bien plus, il a démontré que c'était l'acide cholique qui était le vrai poison.

A quoi tient ce ralentissement ? Comment donc agissent les acides dans ce cas ? Nous ne saurions nous arrêter longuement sur cette question, mais un fait certain, c'est que le pneumogastrique qui, on le sait, est un nerf modérateur des actions cardiaques, n'a aucune influence dans le cas qui nous occupe.

En effet, après l'action de la bile, la respiration de-

_____

(1) Rohrig. Archiv. der Heilkunde. 1863, p. 385.

meure normale, ce qui n'aurait pas lieu si le pneumo-
gastrique qui exerce une si grande influence sur cette
fonction était excité (Röhrig). Bien plus, on peut couper
ce nerf, injecter les acides biliaires, et on constate un
ralentissement quand même, et qui augmente même
avec la section du pneumogastrique. En même temps
on observe un abaissement de la température. Dans un
cas d'ictère catarrhal, observé par Leyden (1), la température marquait 36,5.

Nous sommes donc en droit de conclure que les acides biliaires paralysent le muscle cardiaque lui-même,
en nous appuyant sur l'opinion de Traube qui a montré
qu'il y avait abaissement de la pression cardiaque à la
suite de l'injection des acides biliaires (2).

3° Ces acides agissent aussi sur le système nerveux. A
la suite d'injections, Leyden, Harley, Kühne, ont observé des phénomènes cérébraux très-prononcés, des
convulsions, du coma, enfin la mort survenait plus ou
moins promptement.

Tels sont les phénomènes qu'on observe à la suite de
l'injection des acides biliaires chez les animaux. Un fait
frappant les domine : c'est que les symptômes observés
sont les mêmes que ceux qui surviennent à la suite de
l'ictère chronique, déterminé par une obstruction des
voies biliaires. Un poison circule dans l'économie ; ce
poison, c'est l'acide biliaire. Comment donc l'homme
résiste-t-il à cette intoxication pendant un temps parfois
assez prolongé ? Nous chercherons à le démontrer après

---

(1) Leyden. Beitrage zur pathologie der icterus, 1866, p. 112.

(2) Cette influence septique se fait sentir aussi sur les autres muscles
du corps, et les animaux soumis à l'expérience sont pris d'une prostration et d'une faiblesse extrêmes.

avoir fait connaître quels sont les effets de la non-pé-
nétration de la bile dans l'intestin, à la suite de l'oblitération du canal cholédoque.

Effets de la bile sur l'intestin.

La bile a non-seulement une influence sur le système
circulatoire, mais elle joue encore un rôle puissant dans
la digestion. On sait que le suc pancréatique n'agit pas
seul sur les matières grasses, et il est certain que la bile
a dans ce cas une part d'action très-importante. Qu'arrive-t-il, en effet, quand la bile ne pénètre plus dans
l'intestin? Les hommes, aussi bien que les animaux, ont
une répulsion pour les aliments gras (obs. 13) qui passent dans les matières fécales où on les retrouve in-
tacts.

A la suite de la ligature du canal cholédoque, chez
un animal, deux cas peuvent se produire :

A. — Tantôt il vit chétivement, il maigrit, mange
peu et finit par succomber en très-peu de temps.

B. — Tantôt, au contraire, il résiste, et alors il mange
à l'excès. Les matières rendues sont décolorées, argileuses ; enfin, elles ont une odeur repoussante, car on
sait que la bile est aussi antiseptique et empêche la fer-
mentation des matières fécales qui séjournent dans l'intestin.

Tous ces phénomènes se retrouvent même dans les
cas d'ictère catarrhal et, à plus forte raison, quand il y
a obstruction biliaire prolongée. Ne voyons-nous pas
dans ces cas un dégoût profond pour les aliments gras,
qu'il est difficile de vaincre, même dans les cas de guérison complète, et alors que l'ictère lui-même a dis-

paru? Ne constate-t-on pas un ralentissement du pouls marqué, même dans l'ictère catarrhal, pouvant donner lieu à des syncopes et à des phénomènes de collapsus, sur lesquels nous nous sommes longuement arrêté à propos des coliques hépatiques? Enfin, sans parler de la décoloration et de la fétidité des selles, ne survient-il pas souvent une émaciation et un état cachectique des plus prononcés? Tous ces faits s'observent chaque jour, et cette relation si remarquable qui existe entre les faits expérimentaux, observés à la suite de données physio-logiques, et ce qui se passe dans la clinique, montrera suffisamment qu'il était indispensable de rappeler les remarquables expériences de Kühne, de Röhrig, de Leyden pour saisir la véritable interprétation des manifestations morbides qu'on est appelé à rencontrer au lit du malade.

Voyons donc quels sont les symptômes auxquels donne lieu la rétention prolongée de la bile dans le foie, à la suite de l'oblitération des gros troncs biliaires.

Symptômes de l'ictère chronique. — La plupart nous sont déjà connus, et ce sont ceux qu'on observe dans les cas d'obstruction momentanée par des calculs; mais alors ils sont plus prononcés et persistent pendant plus longtemps. Tels sont la douleur dans l'hypochondre droit, les frissons atypiques se reproduisant avec une plus ou moins grande fréquence, un embarras gastrique rebelle, un dégoût pour les aliments gras; les selles sont décolorées, les urines couleur jaune acajou; une teinte ictérique prononcée colore tous les téguments; le malade ressent une faiblesse et un malaise qui vont sans cesse en augmentant; le pouls est petit, ralenti, les battements du cœur sont faibles, la température centrale s'abaisse, à moins qu'il ne survienne des complications inflammatoires. Une tendance remarquable aux hémorrhagies est un phénomène constant, et nous le retrouvons dans un grand nombre de nos observations. Ces hémorrhagies se reproduisent parfois sans cause appréciable (obs. 10, 11, 13, 17).

Dans d'autres cas, ce sont les règles qui persistent plus longtemps que d'habitude et qui deviennent l'occasion d'une hémorrhagie, comme cela arrive dans le cas suivant que nous empruntons à M. Duménil.

OBSERVATION XII.

Coliques hépatiques. — Fièvre symptomatique. — Ictère grave. — Dilatation des conduits intra-hépathiques.

Au numéro 4 de la salle Saint-Martin est entrée, le 19 janvier 1852, la nommée Leloux, âgée de 42 ans, fleuriste. Elle fut élevée à la campagne jusqu'à l'âge de 11 ans, puis vint à Paris. Elle eut beaucoup de gourmes pendant son enfance.

Depuis longues années elle éprouvait dans le ventre des accès de douleurs d'une durée variable pendant lesquels elle se roulait sur son lit en poussant des cris. Ces douleurs disparaissaient complétement pour se reproduire à des intervalles plus ou moins longs. Le calme persistait pendant six semaines, plusieurs mois, plusieurs années même, et alors la santé était aussi bonne que possible.

Lorsque la malade arriva à Paris à l'âge de 11 ans, elle fut prise d'un accès de ces douleurs, et on la fit entrer à l'hôpital des Enfants; elle y resta quinze jours, et sortit parfaitement guérie.

Elle fut réglée à 13 ans, et de 13 à 18 ans elle jouit d'une bonne santé.

Elle devint enceinte pour la première fois à 18 ans. Dans le premier mois de sa grossesse elle éprouva de nouveau les douleurs qu'elle avait eues dans son enfance. Ces douleurs présentaient des intermissions et des exacerbations pendant lesquelles la malade s'a-

gitait et poussait des cris. Ces douleurs n'étaient jamais accompagnées de vomissements. Après une durée de six semaines, elles
se calmèrent, mais sans cesser complétement ; pendant deux mois
elles revinrent encore de temps à autre.

A sa troisième grossesse, elle éprouva une nouvelle crise moins
forte, de moindre durée que les précédentes, mais présentant absolument les mêmes caractères. Jusqu'alors elle n'avait jamais
remarqué de teinte ictérique, même au plus fort de ses douleurs.

En 1832, à l'époque du choléra, elle eut plusieurs crises très-
fortes pendant lesquelles elle eut un peu de jaunisse ; mais la coloration se dissipa complétement lorsque les douleurs cessèrent.
Toujours ces douleurs apparaissaient brusquement, et, quand elles
venaient à disparaître, c'était quelquefois avec la même rapidité ;
d'autres fois les exacerbations allaient en s'affaiblissant graduellement. Leur siége constant était l'hypochondre droit, d'où elles
s'irradiaient dans la région épigastrique, dans l'hypochondre droit
et dans les deux épaules.

En 1840, cette femme devint enceinte pour la quatrième fois ;
elle eut, pendant sa grossesse, des accès d'une violence excessive ;
l'ictère se reproduisit et se dissipa avec les douleurs ; mais, depuis lors, elle ne revint jamais complétement à la santé. Un certain degré de maladie persista dans les périodes de calme. Les crises
devinrent de plus en plus fréquentes, toujours accompagnées par
une teinte jaune des téguments

En 1849, elle partit pour l'Afrique où elle fit un séjour de
16 mois ; pendant ce temps, elle eut des fièvres intermittentes qui
s'amélioraient sous l'influence du sulfate de quinine pour reparaî-
tre ensuite dès qu'on cessait l'administration de ce médicament.
Plusieurs fois, les accès fébriles se reproduisirent depuis le retour
de la malade en France, mais ils cédèrent constamment au sulfate
de quinine.

Au mois de mai 1851, les douleurs dans l'hypochondre droit, mais
surtout dans l'hypochondre gauche au niveau des neuvième et
dixième côtes, étaient continuelles avec des exacerbations qui rap-
pelaient par leurs caractères les anciens accès, et la teinte ictérique
persistante ne faisait plus que présenter des variations d'intensité
en rapport avec la violence des douleurs. La malade entra à l'hôpital ; elle y resta trois semaines pendant lesquelles on lui fit prendre de l'eau de Vichy, des pilules de savon et de la tisane de sapo-
naire. L'amélioration fut de courte durée.

Au mois de décembre 1851, elle entra à la Pitié. Elle présentait alors les mêmes phénomènes que ceux que nous avons pu observer à l'Hôtel-Dieu. Elle fut soumise à la médication alcaline, et elle quitta l'hôpital soulagée, mais souffrant toujours dans les hypochondres, surtout du côté gauche et conservant une teinte ictérique très-prononcée.

Deux jours avant son entrée à l'Hôtel-Dieu, elle fut prise tout à coup sans cause appréciable d'un accès pareil à ceux qu'elle avait déjà éprouvés tant de fois sans vomissements.

20 janvier. La matité remonte jusqu'au mamelon du côté droit, mais elle ne descend pas au-dessous du rebord des fausses côtes. La malade accuse une douleur vive dans l'hypochondre gauche au niveau des dixième et onzième côtes.

On ne trouve de matité dans cette région que dans une étendue égale à celle de la paume de la main. La percussion y est très-douloureuse; les téguments présentent partout une teinte jaune très-foncée; les urines d'une couleur rouge acajou prennent sous l'influence de l'acide nitrique la teinte verte caractéristique; le pouls est à 70, peu développé. La malade éprouve de temps en temps quelques frissons ; on ne trouve de tumeur nulle part. La pression est très-douloureuse à l'épigastre, moins dans l'hypochondre droit. — Saignée de 2 palettes; 2 bouillons.

Le 21. La matité hépatique remonte seulement jusqu'à deux travers de doigt au-dessus du mamelon; les douleurs que la malade éprouvait dans l'hypochondre gauche persistent, mais elles sont moins vives. Pouls à 70 ; 2 bouillons ; cataplasmes.

Le 22. Les règles ont paru hier ; pouls à 60 ; bouillons, potages ; cataplasmes.

Le 28. L'écoulement menstruel persiste, mais très-peu abondant, il dure ordinairement cinq ou six jours ; persistance de douleurs dans l'hypochondre gauche ; une pression modérée même sur l'hypochondre et le flanc droit exaspère ces douleurs.

Le 31. La douleur continue à se faire sentir avec la même intensité; pouls à 60. — Bi-carbonate de soude, 1 gramme; eau de Vichy; bain alcalin qui, à partir de ce moment, sera répété deux fois par semaine; bouillons, potages.

Le 4. Même état local et général.

Le 5. Quelques douleurs spontanées dans l'hypochondre droit ; ces douleurs augmentent à la pression ; la matité hépatique remonte en avant jusqu'au mamelon; l'écoulement menstruel continue ; l'appétit est assez bien conservé. — Saignée de 2 palettes, 2 bouillons.

Le 6.. La saignée est légèrement couenneuse ; la matité est moins élevée d'un travers de doigt dans la région du foie ; douleur très-modérée à la pression dans l'hypochondre droit ; la matité splénique présente la même étendue que celle que nous avons notée déjà ; douleur à l'épaule gauche ; pouls à 68 ; l'écoulement menstruel persiste. — Bain dans la salle ; deux bouillons.

Le 8. Douleurs moindres ; l'ictère est toujours aussi intense ; même état local et général.

Le 18. La malade se trouve assez bien ; elle n'éprouve pas de douleurs ; pouls à 55. — On continue l'usage des alcalins.

1er mars. La pression sur les dernières côtes du côté gauche réveille la sensibilité de ce côté ; il n'y a pas eu de nouveaux accès ; la matité hépatique s'élève jusqu'à deux travers de doigt au-dessous du mamelon ; pouls à 65. Appétit assez développé ; garde-robes régulières ; les règles que la malade attendait le 21 février n'ont pas encore paru. A cette époque, elle a éprouvé des douleurs pendant trois ou quatre jours dans les régions lombaires. — Même prescription.

Cet état persiste jusqu'au 24, sans changements notables.

24 mars. Attaque de colique hépatique qui dure une demi-journée. Douleurs vives dans l'hypochondre droit et à l'épigastre. La coloration jaune des téguments est plus foncée. Les urines présentent une teinte verte.

Le 27. Les règles paraissent. La malade éprouve dans les reins des douleurs bien différentes de celles qu'occasionnent les coliques hépatiques.

Le 29. L'écoulement menstruel continue, ainsi que les douleurs lombaires. Pas d'accélération du pouls.

Le 31. Les règles continuent à couler et sont toujours accompagnées de douleurs de reins. Les gencives sont saignantes, mollasses, sans tuméfaction.

1er avril. Les douleurs lombaires persistent avec l'écoulement utérin. Les gencives sont saignantes. On supprime les alcalins. Décoction de ratanhia pour tisane.

Le 2. Les règles continuent. Les gencives sont moins saignantes.

Le 4. Les douleurs lombaires sont moins fortes. Les règles qui avaient cessé complétement, il y a deux jours, ont reparu la nuit dernière.

Le 5. L'écoulement utérin, très-abondant hier, a diminué aujourd'hui.

Le 6. La malade fut prise, la veille à midi, de douleurs très-vives dans les hypochondres et à l'épigastre. Un frisson violent accompagnait ces douleurs; le pouls était petit. La percussion donnait un son très-clair dans tout l'épigastre et dans la région ombilicale Elle a eu deux garde-robes dans l'après-midi.

Les 7 et 8. Le frisson se reproduit vers midi, et ce frisson est suivi d'une chaleur intense qui dure toute l'après-midi, et même une partie de la nuit. La percussion de l'hypochondre gauche ne donne pas de matité au delà de l'étendue de la paume de la main. La teinte ictérique augmente; les téguments prennent une couleur verdâtre. La malade rend, en allant à la garde-robe, des matières liquides de couleur rouge-brique, où il est facile de distinguer la présence du sang mélangé intimement au produit de la défécation. Des matières semblables sont rendues quatre ou cinq fois dans les vingt-quatre heures. L'hémorrhagie buccale persiste ainsi que l'écoulement sanguin des parties génitales. 76 pulsations très-faibles.

Le 10. Respiration très-fréquente. La malade n'a pas éprouvé de frissons la veille, mais elle a ressenti toute la journée une chaleur très intense. La veille, à la visite du soir, le pouls était à 76 pulsations, très-développé. L'hémorrhagie buccale augmente; la malade rend à chaque instant des caillots noirs. Faiblesse extrême. Les selles, de rouges qu'elles étaient, sont devenues noires. — On continue l'usage des astringents.

Le 11. La gêne de la respiration persiste. La diarrhée augmente. Huit ou dix selles dans les vingt-quatre heures. Les matières rendues sont toujours noires et liquides. L'hémorrhagie buccale continue. — Même traitement.

Le 12. Douleur très-vive à la plus légère pression sur toute l'étendue des parois abdominales, mais plus violentes qu'ailleurs à l'épigastre et dans les hypochondres. Prostration extrême. Pouls à 75, très-petit. 43 inspirations par minute. Persistance de l'hémorrhagie buccale et de l'écoulement sanguin des parties génitales. Au fond d'un bassin de matières noires liquides, rendues en allant à la garde-robe, on trouve une douzaine de corps hydatiformes allongés, ayant la forme et le volume de grains d'orge.

La malade succombe dans la journée.

Autopsie trente heures après la mort. Tous les tissus sont colorés en jaune, comme dans les ictères intenses et de longue durée. L'amaigrissement est extrême. Le foie n'est pas augmenté sensiblement de volume; la vésicule est distendue par la bile, ainsi que le conduit cystique; mais cet organe ne présente pas d'altération. En pressant ses parois, on ne sent pas de calcul dans sa cavité; le

canal cholédoque, rempli de bile et de calculs, présente le volume
du pouce.

Un calcul ovalaire, du volume d'un œuf de pigeon, est engagé
dans son orifice et fait saillie par une extrémité amincie dans le
duodénum. Les bords de l'ouverture embrassent étroitement le
calcul et l'immobilisent complétement; en pressant sur le canal
cholédoque, il est impossible de faire passer la moindre quantité
de bile entre les bords de l'orifice et le calcul. Les divisions du
conduit hépatique, qui occupent le sillon transverse du foie, sont
également obstruées par des calculs et très-distendues; elles ont environ le volume du doigt médius. En incisant le foie, on trouve
de petits calculs jusque dans les canaux biliaires, dont le volume
n'est pas supérieur à celui d'une plume de corbeau. La substance
du foie présente des granulations jaunes très-distinctes, ressem-
blant à celles que l'on rencontre dans certains cas de cirrhose, à
la deuxième période de la maladie.

Ces granulations sont entourées d'un parenchyme de couleur
verdâtre. Les conduits biliaires n'ont pas subi d'autre altération
que la dilatation que nous avons signalée, et un peu d'épaississement de leurs parois. Un stylet, introduit dans le canal pancréatique, arrive facilement dans le duodénum.

L'estomac est parfaitement sain. La muqueuse de l'intestin grêle
est légèrement injectée, et dans le tissu cellulaire sous-muqueux
on trouve çà et là quelques petites ecchymoses. La face interne de
l'utérus a une couleur violacée uniforme; deux petits caillots occupent la cavité du col. Les poumons sont fortement congestionnés
dans leur moitié inférieure. Les reins ont leur volume et leur
consistance normales avec une hyperhémie générale. La rate a 15
centimètres et demi en hauteur, sur une largeur de 9 centimètres.
Son tissu, de couleur chocolat, se réduit en pulpe sous la plus légère pression.

Tantôt une hémorrhagie survient à l'occasion d'une
application de sangsues. M. Cruveilhier a déjà signalé
ce fait depuis longtemps. Nous trouvons une observation remarquable de ce genre publiée par M. le D\u02b3 Mettenheimer (1) :

(1) Beitrage zu der Lehre von den Greisenkrankheiten; von D\u02b3 méd.
c. Mettenheimer. Leipzig. Druck und verlag von B. c. Teubner (1863).

OBSERVATION XIII (1).

Icterus ex retentione bilis, cholelithiasis, épistaxis, colica biliosa, hæ-
morrhagica e vulnere, quod hirudo fecerat, febris intermittenti febri
similis, obstipatio, vomitus biliosus, mors. Dilatatio ductuum bilife-
rorum, steatosis renum. Causa proxima mortis : retentio bilis.

La femme qui fait le sujet de cette observation ne se trouvait pas
trop affectée des progrès de l'âge, et n'était guère tourmentée que
par une cataracte sénile double, qui se développait lentement.
Notons cependant qu'elle présentait, dans les dernières années de
sa vie, une coloration jaunâtre de la peau.

J'attribuais au début cette coloration à l'âge avancé de la malade;
mais bientôt apparurent des manifestations qui me donnèrent l'explication de cette coloration particulière. Quoique la malade n'ait
pas complétement perdu l'appétit, cependant la quantité d'aliments qu'elle prenait chaque jour allait toujours en diminuant.
Bientôt, de temps en temps, elle fut atteinte de légers accès de colique qui s'accompagnait d'ictère, de démangeaisons à la peau, de
douleur dans l'hypochondre droit, de refroidissement des extrémités, de constipation, et d'une coloration noire verdâtre des
urines. En usant de lavements à la valériane et d'huile de ricin,
elle éprouvait pendant quelques jours un semblant d'amélioration
dans son état. Je dois faire remarquer que jamais il ne lui arriva
d'être atteinte de coliques réellement violentes.

La maladie qui mit fin à ses jours dura un mois, et des coliques
hépatiques se montrèrent au début. Après la première colique, il
survint une fièvre violente avec élévation de la température de la
peau, et un pouls irrégulier. Les purgatifs, parmi lesquels je dois
citer surtout le calomel, provoquèrent des selles abondantes, d'une
coloration brun foncé. Dès qu'on en suspendait l'usage, la constipation redevenait plus opiniâtre. Durant tout le cours de la maladie, des alternatives de frisson et de chaleur se succédèrent et
pouvaient être comparées aux accès qu'on observe dans la fièvre
intermittente. Toutefois il y avait des différences marquées qu'une
observation attentive pouvait faire reconnaître.

(1) La traduction de cette observation est due à l'obligeance de notre
excellent ami, M. Renault, interne des hôpitaux.)

Après le stade de chaleur, il n'y avait pas une crise complète, et les urines ne présentaient pas le caractère qu'elles ont dans les fièvres intermittentes. Le stade de froid n'avait rien de typique, et la malade était froide pendant tout le temps du frisson.

Au début de la maladie, le stade de froid se manifestait en général de dix à deux heures; plus tard, il n'apparaissait plus à des heures régulières, et il s'écoulait parfois un intervalle de un à deux jours avant sa réapparition.

Pendant toute la durée de la maladie, la malade montra une profonde aversion pour les aliments : l'aspect seul de la viande lui enlevait l'appétit. La soif la tourmentait sans cesse. Tout ce qui la rafraîchissait lui apportait un soulagement notable. Dans les derniers jours de sa vie la soif ne se fit plus sentir. La langue était toujours sèche et noirâtre.

Dans la première moitié de sa maladie, la malade avait des épistaxis.

Au début, le ventre était douloureux dans toute son étendue. Plus tard, l'hypochondre droit seul fut le siége d'une vive sensibilité : on y fit appliquer huit sangsues; on eut beaucoup de peine à arrêter l'écoulement de sang que l'une d'elles détermina; le sang qui sortait de la plaie était rouge très foncé, et se coagulait avec une extrême difficulté.

Au début, le moral était profondément affecté, et la malade se frappait beaucoup. Plus tard, au contraire, elle se mit à espérer sa guérison.

Il n'y eut pas de délire pendant les deux derniers jours de sa maladie. Cette femme parlait peu, mais ce qu'elle disait était clair et net. Dès le début de son mal, elle disait que ses bras et ses jambes se paralysaient. Plus tard, en effet, ces paroles se vérifièrent, car elle perdit presque complétement l'usage de ses membres. Dans la seconde moitié de sa maladie, il se produisit des alternatives bien remarquables. Un jour, elle était froide, sans pouls, inanimée. Le lendemain, elle se ranimait, faisait des projets, etc.

Sans l'administration de la morphine, la patiente n'aurait pas fermé l'œil pendant toute la durée de sa maladie. Je dus donc avoir recours à ce moyen, bien qu'elle éprouva de grandes difficultés pour aller à la garde-robe. Cependant, elle avait recours à tous les médicaments qui facilitent en général les selles.

Pendant huit jours, elle eut des vomissements véritables de bile. La respiration devint de plus en plus difficile et se ralentit, mais elle n'était pas cependant stertoreuse. L'urine, qui s'écoulait involontairement, ressemblait à de la lavure de chair, et tachait les draps en rouge.

A l'autopsie, on trouva un ictère intense généralisé. Le foie était volumineux, engorgé, criant sous le scalpel. Les conduits biliaires étaient largement dilatés, la vésicule biliaire colossale. Elle contenait deux livres de bile brunâtre, une quantité de sédiment biliaire blanchâtre, et quelques gros calculs qui obstruaient complétement les conduits biliaires. Le sang contenu dans le foie était fluide. L'estomac était revenu sur lui-même. La rate, congestionnée, d'une couleur noirâtre ; les reins présentaient à un haut degré la dégénérescence graisseuse.

En même temps que ces hémorrhagies, apparaissent des troubles cérébraux sur lesquels nous allons insister un peu plus loin et qui ne tardent pas à se montrer. Peu à peu un œdème généralisé avec ascite se produit tant à cause de l'altération du sang que par suite de l'obstacle à la circulation de retour due à l'altération du foie et le malade tombe dans un état cachectique de plus en plus prononcé.

PRONOSTIC. TERMINAISON DE L'ICTÈRE CHRONIQUE.

Le pronostic de cette affection dépend, on le comprend sans peine, de la cause de l'ictère chronique. Si c'est un simple calcul, ou un bouchon de bile et de mucus qui obstrue les voies biliaires, et qu'on puisse parvenir à en soupçonner l'existence, il faut espérer ; car Frerichs (1) a cité une observation, dans laquelle à la suite d'un ictère qui avait duré sept mois, une malade rendit à Carsbad un calcul dont l'expulsion fut suivie d'une guérison radicale.

On a vu la vie se prolonger pendant trois ou quatre

(1) Frerichs. Loc. cit., p. 827.

ans ; mais dans les cas où l'obstacle était permanent, comme cela arrive à la suite du cancer des voies biliaires, la mort est la terminaison constamment fatale.

Alors tantôt la mort survient à la suite d'un dépérissement progressif et d'une intoxication lente et conduisant à la cachexie ; tantôt une hémorrhagie survient sans que rien ne puisse la conjurer ; tantôt le malade, exposé par suite du marasme dans lequel il est tombé et qui le rend incapable de réagir contre les influences extérieures ou régnantes, succombe soit à une pneumonie, soit à une attaque de choléra.

Enfin dans d'autres cas, et nous en avons cité plusieurs exemples (obs. 10, 12) ce sont les phénomènes cérébraux qui dominent dans les derniers temps de la vie et Bamberger (1) a reconnu depuis longtemps qu'ils ne sont pas exclusifs à l'atrophie jaune aiguë du foie, mais qu'ils terminent presque tous les ictères prolonlongés, quelle qu'en soit la cause. Tantôt une céphalalgie intense se déclare, puis du délire, enfin des convulsions générales épileptiformes. D'autrefois, il y a des contractions musculaires de la face, du cou, des extrémités, des sanglots, du grincement des dents, parfois du trismus et de véritables accès de tétanos. Enfin la mort survient au milieu de la stupeur et du coma.

Interprétation des phénomènes observés dans l'ictère chronique.

En résumé, tous ces phénomènes particuliers à l'ictère chronique tels que ralentissement du pouls, hémor-

(1) Bamberger. Virchows'handbuch, p. 522.

rhagies, phénomènes cérébraux ne sont que le résultat d'une intoxication.

Deux théories sont en présence pour les expliquer, l'une appartient à Leyden, l'autre à Frerichs.

A. — *Théorie de Leyden.* — *Cholémie.* — D'après Leyden le poison qui, pour lui est l'acide cholique, est éliminé dans l'état de santé par les sécrétions et surtout par les voies urinaires, d'une manière permanente. Que cette élimination pour une cause quelconque soit interrompue, il en résultera des accidents d'intoxication ; aussi, d'après cet auteur, toutes les causes qui empêchent l'émission de l'acide biliaire par les urines, donnent lieu aux accidents de l'ictère grave. Qu'un malade ictérique sous l'influence d'un état fébrile quelconque ou d'une lésion rénale devienne ischurique, il surviendra des accidents que nous avons vus être le résultat de l'action de l'acide biliaire et cet auteur cite à l'appui de sa théorie de la cholémie, l'observation d'un malade atteint de cancer du foie et de la tête du pancréas comprimant le cholédoque, qui devint ischurique presque subitement, et qui succomba rapidement à la suite d'accidents comateux. D'après ce même auteur, toute espèce d'ictère par oblitération pourrait se terminer avec les symptômes de la cholémie, et il explique ainsi comment se produisent les accidents observés dans l'ictère grave des auteurs, ou atrophie parenchymateuse aigue.

B. — *Théorie de Frerichs.* — *Acholie.* — D'après Frerichs, et Murchison partage son opinion, les acides biliaires ne sont pour rien dans les faits d'intoxication observés ; pour lui, il ne peut y avoir d'ictère grave si les cellules hépatiques ne sont pas détruites. Une fois cette destruction opérée, la bile ne se forme plus, et les produits, quels qu'ils soient, retenus dans le sang et qui devaient concourir à la formation de la bile, donnent lieu aux accidents de l'ictère grave ; pour lui comme pour Murchison, la leucine et la tyrosine contribueraient à la production de ces phénomènes, mais ce ne seraient pas les seules substances qui résulteraient de la destruction des cellules hépatiques ; car ces auteurs croient que le foie est chargé de travailler à la métamorphose des tissus et que l'urée, par exemple, n'étant plus élaborée, ou du moins en bien moindre quantité dans l'atrophie jaune du foie il se forme des substances qui ne subissent pas leur transformation nécessaire, s'accumulent dans le sang et produisent des accidents d'intoxication.

En comparant ces deux théories, on est frappé de la simplicité de la première et de l'obscurité qui règne relativement aux faits avancés à l'appui de la seconde. Bien plus, Leyden s'appuie sur un fait incontestable, c'est l'action septique des acides biliaires ; Frerichs, au contraire, affirme qu'il y a invariablement de la leucine et de la tyrosine dans les cas d'atrophie jaune du foie ; or, Virchow a observé des cas où, à la suite d'une obstruction des voies biliaires, ce qui revient au même, ces substances n'existaient pas. Virchow va même plus loin : « On trouve la forme hémorrhagique, aussi bien que la forme typhoïde de l'ictère grave avec ou sans leucine ou tyrosine. On a observé aussi ces substances, dans des cas où les phénomènes cérébraux manquaient, et on ne les a pas rencontrées là où ces symptômes existaient. Un rapport si variable plaide en faveur de l'origine toute cadavérique de ces substances. »

Du reste, alors même que l'hypothèse émise par Virchow ne serait pas admise, il résulte des expériences de Frerichs lui-même, que les animaux à qui on injecte de la leucine et de la tyrosine, ne présentent aucune attaque spéciale ; cet auteur ne peut donc pas invoquer ces substances comme la cause de l'intoxication à laquelle succombent les animaux atteints de rétention biliaire.

Malgré tout, il est difficile de se prononcer sur ce point dans l'état actuel de la science, et il faut espérer que la physiologie expérimentale qui a déjà si puissamment contribué à éclaircir cette difficile question des ictères graves, comblera les desiderata de ce problème complexe et mettra peut-être sur la voie d'une thérapeutique qui, pour le moment, nous devons l'avouer, se réduit à néant.

OBSERVATION XIV (1).

Colique hépatique. — Perforation de la vésicule. — Péritonite. — Mort rapide. — Autopsie.

(Hospice des Ménages, service de M. le Dr Mauriac.)

Cette femme, paraplégique depuis trois ans, s'est aperçue, il y a trois mois, que son ventre gonflait. De temps en temps elle éprouvait de la douleur du côté de l'hypochondre droit, avec des alternatives de diarrhée et de constipation.

A son entrée dans les salles, elle avait des vomissements répétés, une grande anxiété, de la constipation, si bien qu'on aurait pu croire à un iléus.

Les selles se rétablirent et les vomissements cessèrent sous l'influence de légers purgatifs ; mais le ventre resta toujours un peu

(1) Nous rassemblons ici un certain nombre d'observations que nous n'avons pas intercalées dans le texte, parce qu'elles appartiennent à la fois à plusieurs chapitres de notre thèse.

gonflé et volumineux, surtout du côté de la région hépatique. Un ictère survint, il y a une quinzaine de jours.

Les douleurs du côté de la région du foie persistent; douleur générale de l'abdomen à la pression; embonpoint conservé; l'état général devient plus grave; la malade rejette tous les aliments qu'on lui présente; la mort survient au milieu de symptômes de péritonite.

Autopsie. Embonpoint conservé; abdomen volumineux; pas de liquide. Le péritoine est recouvert dans toute son étendue par un liquide jaune citrin présentant la plus grande analogie avec la bile; le même liquide, réuni en collection, forme dans l'hypochondre droit une tumeur volumineuse repoussant par en haut le diaphragme; les parois de cette poche sont formées par le diaphragme, le foie et les intestins réunis ensemble; cette poche communique d'une part avec la vésicule du fiel perforée à son niveau; de l'autre avec toute la surface péritonéale, l'adhérence des anses intestinales n'étant pas complète, ce qui explique la présence sur toute la surface péritonéale du liquide jaune, dout est exclusivement formée la poche : ce liquide peut être évalué à 500 grammes environ.

La vésicule présente à l'union du corps avec le col une ouverture dont le diamètre égale 1 millimètre environ.

En pressant sur la vésicule du fiel, on fait sourdre par cet orifice un jet de bile liquide, présentant la plus grande analogie avec celui qui existe à la surface périonéale et dans la poche de nouvelle formation. La vésicule contient plusieurs calculs assez volumineux.

Le foie a une couleur d'un noir foncé; congestion du poumon droit à la base.

<h3 style="text-align:center">OBSERVATION XV.</h3>

Coliques hépatiques. — Mort rapide. — Communication de la vésicule biliaire avec le cæcum et le péritoine. — Péritonite. — Polysarcie. — Autopsie.

(Hospice des Ménages, service de M. le Dr Mauriac.)

Julliot (Marie), 70 ans, entre le 14 juin 1867 à l'infirmerie.

Depuis plusieurs jours, elle se plaignait de constipation, dégoût, envies de vomir, bouche amère. De temps en temps, elle accusait un mouvement fébrile assez prononcé avec frisson et chaleur. On constatait en outre une grande sensibilité dans l'hypochondre droit,

et même une douleur sourde, spontanée, s'exaspérant parfois sans cause appréciable ou à la suite de pression.

Ces symptômes augmentant d'intensité, la malade se décide à entrer à l'infirmerie le 14 juin.

Un ou deux purgatifs huileux et des cataplasmes laudanisés sur le point douloureux semblent la calmer pendant quelques jours; mais le 20 et le 21 surtout elle est reprise, sans cause connue, de ses douleurs dans l'hypochondre droit sans ictère. On n'hésite pas à confirmer le diagnostic de coliques hépatiques.

Le 21, à la visite du soir, on la trouve avec une altération profonde des traits ; elle se roule sur son lit; la position qui paraît le plus la soulager est celle qu'elle prend en se ramassant en deux sur elle-même ; le tronc, fortement courbé, est couché sur le côté gauche; fièvre intense, 96 p.; rien du côté des poumons; la région hépatique qui présente une certaine rénitence et de la chaleur sans changement de couleur à la peau est devenue extrêmement douloureuse et la malade ne peut supporter même le poids de la couverture; constipation opiniâtre; urines peu abondantes fortement colorées en jaune. On prescrit pour le lendemain une dose d'huile de ricin ; on continuera les applications laudanisées ; elle boira de l'eau de Seltz.

La malade meurt dans la nuit du 22 au 23 juin à trois heures du matin, au moment d'une crise et au milieu de vomissements répétés d'un liquide que l'infirmière compare à du sang pourri.

Autopsie, 30 heures après la mort. Embonpoint énorme ; plèvres libres à peu près partout, quelques adhérences seulement aux deux sommets ; poumons sains, mais congestionnés dans les lobes inférieurs.

Cœur volumineux, surtout par surcharge graisseuse; un peu d'insuffisance tricuspide et mitrale ; artères coronaires un peu athéromateuses.

Rate fortement congestionnée, un peu ramollie.

Rein droit très-volumineux.

Foie très-congestionné, présentant à la coupe l'apparence du foie muscade.

Vésicule biliaire un peu revenue sur elle-même, parois très-épaissies renfermant un peu de bile épaisse et un calcul gros comme une petite noix; à sa grosse extrémité existe une perforation qui laisse passer une plume d'oie et qui la fait communiquer avec la cavité du côlon ascendant, plus près du cæcum que de la réunion du côlon ascendant et transverse.

La vésicule communique librement par le canal cholédoque avec la cavité duodénale qui est remplie, ainsi que le reste de l'intestin grêle et de l'estomac, d'un liquide brun noirâtre pareil aux vomissements survenus au moment de la mort. Ce liquide, mêlé avec de l'eau, prend successivement une couleur de plus en plus claire, en passant par le vert pour devenir presque jaune. Au niveau de la communication de la vésicule avec le gros intestin, il existe entre ces deux organes des adhérences celluleuses, fortes et anciennes, faibles et récentes, coïncidant avec une péritonite commençante.

Au niveau du pont caniculé qui fait communiquer les deux cavités, il y a un abcès qui s'est ouvert dans le péritoine, établissant ainsi une communication entre la vésicule et la cavité péritonéale, et donnant lieu à un assez notable épanchement de bile dans ce péritoine qui est enflammé presque partout, mais d'une façon plus prononcée du côté droit, où les anses commencent à adhérer entre elles par une exsudation de lymphe plastique.

OBSERVATION XVI.

Coliques hépatiques. — Perforation de la vésicule par les calculs. — Pneumonie. — Mort. — Autopsie.

(Hospice des Ménages, service de M. le Dr Mauriac.

Cette malade, âgée de 65 ans, est sujette aux inflammations de poitrine et se plaint de crampes d'estomac depuis longues années. Au mois de février 1864, elle eut une attaque de colique hépatique bien caractérisée.

Depuis trois ou quatre jours, elle ressent une douleur vive dans l'hypochondre droit; ses urines sont fortement colorées en jaune; pas d'ictère.

28 janvier 1865. Au moment de son entrée, la malade éprouve dans l'hypochondre droit des douleurs très-vives s'irradiant dans le dos, jusqu'à la région cervicale, une légère teinte sub-ictérique se fait aujourd'hui remarquer sur les sclérotiques; la bouche est sèche, l'appétit nul, les matières fécales colorées en gris, les urines d'un jaune orangé assez marqué.

Le 29. L'ictère a augmenté d'intensité et s'est étendu à toute la peau de la malade. Matières décolorées; urines toujours foncées en jaune.

1er février. Vomissements; le foie exploré dépasse de trois tra vers de doigt le rebord des fausses côtes. On prescrit à la malade de la glace ; pas de fièvre.

Le 2. La malade a ressenti un mieux extrême de la médication suivie, et la glace est ordonnée à l'exclusion du reste. —Calmants, eau de Seltz.

Le 4. L'ictère se prononce de plus en plus et les urines ont une teinte acajou ; la gêne de la respiration est devenue très-grande, pouls fréquent avec quelques intermittences ; langue blanche ; sous l'influence de la glace, les vomissements se sont arrêtés ; la région du foie est toujours très-douloureuse ; pas de toux ; respiration un peu soufflante avec râles crépitants fins aux deux bases. Lavement purgatif.

Le 7. Altération profonde des traits ; teinte verdâtre de l'ictère ; peau chaude et moite ; pouls 96 ; matité dans la moitié inférieure droite du poumon avec souffle bronchique et râles crépitants ; la région du foie n'est plus aussi douloureuse ; urines très-jaunes.

Le 8. Moins de souffle à droite ; pouls 90 ; coloration normale des matières fécales.

Le 9. Même teinte jaune verdâtre ; peau fraîche ; pouls 88 ; langue rouge ; hoquets ; vomissements bilieux ; mais pas de douleur très-vive à la région hépatique ; à l'épigastre la pression en détermine ; diarrhée très-liquide, colorée en jaune ; souffle bronchique persiste ; matité à la base du côté droit ; prostration générale des forces.

Le 11. Refroidissement des extrémités ; petitesse du pouls ; extinction de la voix ; conservation des facultés intellectuelles ; souffle tubaire dans les 2/3 sup. du poumon droit ; rien à gauche, rien au cœur.

Le 17. Les vomissements recommencent sans grande douleur dans la région hépatique ; mêmes signes du côté du poumon droit.

Le 20. Les vomissements ont diminué ; la prostration est moindre ; plus d'accès de coliques, mais douleur vive à la région épigastrique ; urines normales, peu colorées ; garde-robes naturelles.

Le 21. Vomissements incessants ; l'estomac ne supporte rien ; pouls fréquent, petit ; anxiété respiratoire ; douleur vive à droite de l'abdomen ; mort.

Autopsie. Plusieurs calculs dans la vésicule, de la grosseur d'un pois. Cette vésicule est largement perforée, mais la bile ne s'est pas répandue à une grande distance, arrêtée qu'elle a été par les anses intestinales qui sont enveloppées de fausses membranes qui les riunissent à la vésicule.

OBSERVATION XVII.

Coliques hépatiques. — Fièvre symptomatique. — Calcul dans le canal cholédoque, par le Dr Graubner (1).

A. G..., âgé de 45 ans, journalier à Elenburg, fut admis, le 22 juin 1863, à l'hôpital de Leipzig. Cet homme avait toujours vécu de privations; huit ans avant son entrée à l'hôpital, il avait eu une fièvre nerveuse qui dura un mois. Il nie avoir jamais eu la syphilis, et prétend n'avoir jamais fait d'excès alcooliques. Sa maladie actuelle remonte au 8 juin 1862; il a éprouvé ce jour-là un frisson suivi d'un froid intense qui a duré quatre heures; a été accompagné d'un stade de chaleur et de sueurs intenses. En même temps survint une douleur dans tout le bas-ventre, avec une soif vive, et une violente céphalalgie. Palpitations de cœur.

Ces diverses manifestations durèrent pendant une demi-journée, après quoi il se trouva mieux; toutefois, harrassé par ce qu'il avait éprouvé, il ne quitta plus le lit.

Pendant la nuit il rêva beaucoup. Le jour suivant, il fut tourmenté par des douleurs lancinantes dans la région du foie et à l'épigastre.

L'ictère parut et persista jusqu'à ce jour, mais sans avoir la même intensité. Le malade n'a qu'à s'exposer un peu à l'air pour être immédiatement pris de frissons; ces accès de froid sont de peu de durée, et sont bientôt suivis de chaleur et de sueur. Au début de sa maladie, le frisson revenait périodiquement deux fois par jour. Bientôt il devint plus rare, mais on pouvait encore en observer un à peu près tous les quinze jours. Depuis quatre jours, de nouveaux stades de frisson se reproduisirent. L'appétit diminua dès le début; cependant le patient mangeait de la viande et des aliments gras en petite quantité. Au début, les selles étaient régulières; plus tard il y eut des alternatives de diarrhée et de constipation. Les matières avaient au début une coloration argileuse.

24 janvier, elles étaient parsemées d'un peu de sang.

Le 22, elles étaient composées de matières dures et argileuses.

(1) Archiv der Heilkunde, p. 184. Leipzig, Verlag von Otto Wigand, 1865.

Nous devons la traduction de cette observation et de la suivante à l'obligeance de notre excellent collègue, M. Challan.

Jamais il n'y a eu de vomissements ; mais depuis quatorze jours le malade a un goût fade et amer dans la bouche. Il se plaint de démangeaisons sur tout le corps.— Xantopsie.— Les urines toujours normales. Depuis le 9 juin, tantôt le malade dort bien, tantôt il dort mal, mais il ne rêve ni ne délire. Pas de douleurs dans les membres ; il tousse peu, ne crache que rarement. Au début, on observa un peu d'œdème des jambes. Depuis la fin de décembre, l'œdème s'étendit jusqu'aux mollets. En même temps on remarqua un anasarque généralisé du corps qui diminua après d'abondantes sueurs. Alors l'œdème des jambes disparut.

Depuis cette époque, il éprouve de nouveau des douleurs dans la région du foie. Il voulut reprendre ses occupations ; mais il ne tarda pas à être dans l'impossibilité de travailler ; il garda la chambre, et c'est alors que nous l'observâmes.

État le 22 janvier au soir.— Température, 29°,7 ; pouls, 60 ; respiration, 18. Le malade est d'un embonpoint moyen. La peau est sèche, fine, très-colorée en jaune. Le visage du malade a un aspec souffreteux. La conjonctive jaunâtre, les lèvres sèches ; la langue humide, blanchâtre. L'arrière-gorge est de coloration normale. Les glandes parotides et sous-maxillaires ne sont pas tuméfiées. La cavité thoracique est large, d'une ampleur normale ; la respiration est égale des deux côtés. Les battements du cœur sont faibles, et perçus surtout dans le cinquième espace intercostal. Percussion : à droite, sonorité jusqu'à la partie moyenne de la cinquième côte ; à gauche, jusqu'à la troisième côte. Auscultation à droite et au sommet, râles profonds. En arrière et à droite, surtout en bas, le dos est saillant : la percussion est normale en ce point. A l'auscultation, on entend partout des râles un peu obscurs. La matité du cœur s'étend partout, depuis le bord de la troisième côte jusqu'au milieu de la cinquième ; depuis le bord gauche du sternum, jusqu'à l'extrémité gauche de la poitrine, les bruits du cœur sont normaux. L'épigastre partout est souple. A la percussion, le bruit est fortement tympanique. A ce niveau, il est très-facile de sentir la limite inférieure du foie, qui ne présente pas un rebord mousse très-épais, mais est d'une dureté plus considérable qu'à l'état normal. La palpation, à droite, est partout douloureuse. Au niveau du foie, matité s'étendant de haut en bas, suivant la ligne axillaire moyenne, depuis le bord inférieur de la sixième côte jusqu'à 8 centimètres au-dessous du bord du thorax. L'espace compris entre ces deux points mesure 17 c. 1/2. Au niveau de la ligne du mamelon, la matité s'étend depuis la partie supérieure

de la cinquième côte, jusqu'à 6 centimètres au-dessous du bord
du thorax, ce qui mesure 18 c. 1/2. Dans le décubitus, sur le côté
droit, la matité s'étend du côté de la région de la rate, jusque vers
la colonne vertébrale, où elle n'est plus bien distinctement perçue.
Cet organe paraît augmenté de volume. Le ventre est gonflé. Sub-
matité de la hauteur d'une main sur les côtés. Le niveau de la matité change avec la position. Les jambes sont un peu œdématiées.

Evolution de la maladie. — Le 23 janvier, douleur dans la région
du foie, réveillée par la toux; expectoration peu abondante, muqueuse. Depuis trois heures et demie jusqu'à six heures trois
quarts, frisson considérable, puis chaleur et sueur. Après le froid,
douleur violente dans l'épaule droite et à l'épigastre. Selles peu
abondantes, grisâtres, semi-liquides, non sanguinolentes. 800 centimètres cubes d'urine, rougeâtre, claire, mousseuse, contenant
un peu d'albumine.

Le 24, amélioration; pas de frissons, sueur légère, ictère généralisé; pas de douleur, pas d'amertume dans la bouche, pas de
céphalalgie; deux selles grises moulées; urine, 600 centimètres
cubes; poids du corps, 110 livres, 8.

1er février, état général meilleur; bon sommeil, pas de frissons,
pas de douleur; sueur abondante, surtout pendant la nuit; ictère
intense, langue sèche. Deux selles par jour, grisâtres; urine, 900
centimètres cubes. Poids du corps, 113 livres 3. Ventre un peu
gonflé. Le foie s'étend jusqu'au bord inférieur du thorax; il est
assez difficile de sentir nettement le rebord de cet organe à ce
niveau.

Le 8, un peu de dyspnée, toux et peu d'expectoration; pas de
douleur, pas de frisson, pas de sueur; deux selles par jour. Urine,
700 centimètres cubes par jour. Poids du corps, 120 livres 3.
Œdème des pieds.

Le 15. Amélioration légère : le patient est resté levé pendant
deux heures; pas de frisson, pas de douleurs dans l'abdomen, pas
de sueur. Deux selles; urine, 550 centimètres cubes. Poids du corps,
126 livres 3. A la percussion, on constate une matité s'étendant
depuis la septième côte jusqu'à la partie inférieure de la poitrine
Respiration plus faible.

Le 18. Dans la matinée, un peu de frisson.

Le 21. Depuis onze heures trois quarts jusqu'à midi et quart,
refroidissement et sueurs abondantes. État général mauvais. Ventre
tendu. Douleur violente à l'épigastre. La limite inférieure de a
matité du foie dépasse le bord inférieur du thorax de 3 centimètres

Œdème plus prononcé à la jambe droite. Au niveau du dos, matité faible dans les parties inférieures. Le murmure vésiculaire est mêlé à des râles ronflants de bronchite; peu de toux, peu d'expectoration. 600 centimètres cubes d'urine. Une à deux selles par jour.

Le 22. De onze heures trois quarts à midi et quart, frisson avec tremblement de tout le corps, puis sueur abondante; pas de malaise avant le frisson; poids du corps, 130 livres.

Le 24. Frisson de dix à onze heures du matin. Transpiration dans l'après-midi.

1er mars. Pas de frisson, peu de toux et d'expectoration. Liquide brunâtre à côté des crachats. Deux selles par jour. 1,400 centimètres cubes d'urine recouverte d'une écume jaune-soufre. Pas d'albumine. Poids du corps, 124 livres.

Le 8. Pas de frisson, sueur modérée; deux selles par jour. 3,200 centimètres cubes d'urine. Poids du corps, 99 livres; un peu de matité dans les parties inférieures de l'abdomen, plus marquée dans le décubitus latéral; presque pas d'œdème des pieds.

Le 10. Sueur et frisson.

Le 15. État général bon. Appétit; le malade se lève; deux selles par jour. Urines, 2,700 centimètres cubes.

Le 22. Pas de douleur, pas de sueur; il se lève dans l'après-midi; deux selles; 2,500 centimètres cubes d'urine.

Le 29. Pas de douleur, peu de sueur. Urine, 2,150 centimètres cubes rougeâtre, sans albumine, contenant des phosphates. Poids du corps, 99, 3; le ventre est tendu; pas de douleur; matité du foie dépasse le bord du thorax de 2 centimètres.

Le 31. De neuf heures et demie à onze heures, frisson; pendant le reste du jour, transpiration. Hier, douleur violente entre les épaules et l'épigastre. Aujourd'hui, pas de douleur. Poids du corps, 105 livres. Le malade se lève, n'a pas de frisson.

8 avril. De onze heures à deux heures, frisson.

Le 14. De midi à une heure et demie, frisson, accompagné de sueur abondante; douleur à l'épigastre. 1,500 centimètres cubes d'urine. Poids du corps, 114 livres.

Le 21. Frisson de midi à une heure. Poids du corps, 106 livres, 1.

Le 28. De une heure à cinq heures, douleur à l'épigastre; de trois six heures, frisson.

Le 30. De quatre à cinq heures, frisson léger.

9 mai. Pas de frisson; l'ascite et l'œdème ont disparu. La percussion donne partout un son tympanique clair. Le malade se lève. Urine, 2,200 centimètres cubes. Poids du corps, 99, 3.

Magnin.9

Le 10. Pas de frisson. Le malade, depuis une heure, éprouve une violente douleur à l'épigastre. Malaise général, pas de vomissements. La matité du foie, sur la ligne mammaire, mesure 15 centimètres de hauteur, et dépasse de 3 centimètres le rebord du thorax. Sur la ligne médiane, elle mesure 16 centimètres. La matité déterminée par cet organe mesure, sur la ligne axillaire moyenne, 11 centimètres de hauteur, 23 centimètres de largeur. Dans la région du foie, à droite, on sent facilement, comme précédemment, un rebord mousse et dur, sans irrégularités à sa surface. Partout, dans la poitrine, râles sibilants et ronflants peu intenses. Peau du visage d'un jaune foncé. Urines écumeuses jaunâtres; selles grisâtres. Les frissons sont d'ordinaire précédés d'une douleur entre les deux épaules, douleur qui s'étend jusqu'à l'épigastre, et cesse quand la transpiration commence.

Le 16. Malgré l'élévation de la température, pas de frisson.

Le 21. Deux selles, pas de frisson. 1,900 centimètres cubes d'urine.

Le malade sortit dans la journée sur sa demande, mais se vit forcé de rentrer à l'hôpital le 18 juillet.

Quatre jours après son départ, il dut se mettre au lit. Il resta couché à partir de ce jour, et de l'ascite ne tarda pas à se manifester. Palpitations. L'appétit était resté assez bon jusqu'à ce jour. Toux fréquente, surtout la nuit, avec expectoration grisâtre. Depuis trois jours, dyspnée; pas de céphalalgie; mauvais sommeil; frisson léger tous les soirs pendant deux heures; soif intense; excrétion d'urine normale; tous les jours une selle colorée en noir.

État au 18 juillet : pouls 82; respiration 18; pieds œdématiés; visage et conjonctives jaunes; langue sèche; lèvres cyanosées. La matité du foie s'étend depuis le bord supérieur de la cinquième côte jusqu'au rebord du thorax. La respiration est partout assez nette; cœur normal; ventre demi-sphérique; douleur à la pression.

Le 19. Bon sommeil; pas de douleurs; râles plus intenses dans la poitrine; deux selles, peu abondantes, grisâtres, contenant plus de bile que précédemment, ne contenant ni mucus, ni sang. Urine 250 cent. cubes, d'un brun foncé, sans albumine.

Le 20. Pas de sommeil; pas d'urine rendue; une selle d'un jaune brun.

Le matin, à neuf heures, pendant la paracentèse, pratiquée sur la demande du malade, et qui donne issue à 22 litres de liquide jaune foncé, en partie coagulable et contenant une forte proportion de matière colorante de la bile, le malade succombe subitement en rendant par la bouche un flot de liquide écumeux

Autopsie. — Voûte crânienne normale. Tout le long de la suture sagittale, coloration d'un jaune foncé. La dure-mère est un peu épaissie et teinte en jaune; pas de coloration jaune dans les autres parties des méninges ni dans le cerveau; arrière-gorge fortement ictérique; poumon gauche modérément adhérent; lobe supérieur presque normal : l'inférieur est un peu ratatiné; un peu d'œdème dans leur intérieur, de coloration un peu jaune; poumon droit analogue au précédent; infiltration générale; un peu de liquide jaune rougeâtre dans le péricarde. Cœur un peu plus volumineux, flasque, contenant du sang ou de la fibrine coagulée teinte en jaune; valvules normales; dégénérescence graisseuse de quelques vaisseaux. Dans l'abdomen, environ 3 livres de liquide brun foncé, un peu trouble.

Le foie adhère au diaphragme, au niveau des ligaments coronaires droit et gauche et du ligament suspenseur, par des fausses membranes solides; de plus, sa face inférieure adhère à l'intestin voisin. La séreuse est notablement épaissie au niveau des points adhérents; elle est normale ailleurs.

Le volume du foie est normal; on remarque à la coupe des marbrures vertes et jaunes. De la coupe s'écoule un peu de sang fluide qui graisse la lame du couteau; les vaisseaux qui entrent dans le foie au niveau du sillon transverse sont entourés d'un tissu graisseux, œdématié, au milieu duquel on remarque des ganglions bruns de la grosseur d'une noisette.

On ne découvre pas de vésicule biliaire; la fossette, dans laquelle elle aurait dû normalement être trouvée, est remplie par un cordon fibreux résistant qui présente à son extrémité attenante au canal cholédoque une dilatation sacciforme de 2 pouces de longueur sur 2 lignes de largeur. Cette dilatation est séparée du canal cholédoque par une saillie de la muqueuse, qui est tranchante et fait relief; les conduits hépatiques et ses branches sont très-dilatés et atteignent le volume des rameaux de la veine-porte; le diamètre du canal cholédoque étalé présente 1 pouce de diamètre à sa partie supérieure; à son extrémité duodénale, il a 2 pouces; à ce niveau la lumière du canal est fermée par un calcul biliaire. Cette concrétion est grosse comme une noisette, rugueuse, avec des saillies mousses; sa coloration est noire en certains points, jaune en d'autres points; elle est très-légère et formée par de la cholestérine et de la matière colorante biliaire. Au niveau de la pierre, la muqueuse du canal cholédoque est rude et ulcérée superficiellement ;

la muqueuse du reste du canal est normale; la portion du cholédoque comprise entre le duodénum et la portion dilatée précédemment décrite n'a que 2 lignes de longueur : elle a, à ce niveau, son diamètre normal. La partie du canal cholédoque, qui est dilatée, se trouve placée dans toute la longueur à côté de la veine-porte et parallèle à celle-ci. Le siége de la concrétion correspond à cette partie du tronc de la veine-porte, qui est au niveau de l'embouchure de la veine splénique.

La rate mesure en longueur 8 pouces, en largeur 5 pouces, en épaisseur 3 pouces; la capsule est épaissie par places et recouverte de fausses membranes minces et adhérentes aux organes voisins. Le tissu de cet organe est de consistance moyenne, d'un rouge brun.

Les reins sont peu augmentés de volume. Pas d'épaisseur de leur capsule. La substance corticale est brune et présente une coloration ictérique prononcée.

L'estomac a ses dimensions normales; sa muqueuse est rouge par placés.

L'intestin grêle est un peu météorisé; le gros intestin est normal, ainsi que le pancréas.

OBSERVATION XVIII.

Blennorrhée purulente avec dilatations sacciformes des conduits biliaires; formation d'abcès, déterminés par des concrétions dans les ramifications hépatiques (1), par le professeur Kussmaul.

Un journalier de 28 ans, qui avait autrefois des fièvres intermittentes, se sentit indisposé au mois d'octobre 1862, perdit l'appétit, éprouva des sensations de pesanteur au niveau de l'estomac, vomit tous les aliments qu'il prenait, même le lait, et cela une heure environ après les avoir ingérés; en même temps, il fut tourmenté par des éructations continuelles, auxquelles se joignaient des flatuosités et une constipation opiniâtre.

Cette indisposition augmenta encore à la fin du mois. Le malade eut de fréquents accès de douleurs à la région du foie, accompagnés de frissons violents, suivis d'une chaleur intense et de sueurs

____

(1) Berliner klinische Wochenschrift. Montag von 18 mai 1868, n 20.

profuses ; en même temps survint un herpès labialis. Les accès de fièvre ressemblaient à ceux de la fièvre intermittente, mais se produisaient à des intervalles irréguliers. Il dut garder le lit. Un ictère se manifesta, en même temps que le foie augmenta de volume. Un médecin ordonna des laxatifs. Quelque temps après, le malade vomit une certaine quantité de sang noir. Vers Noël son état s'améliora ; les vomissements cessèrent presque complétement ; l'ictère persista avec des variations dans son intensité. Le ventre augmenta un peu de volume, tandis que les douleurs du foie et de l'estomac persistaient, mais avec un moindre degré que par le passé.

A la fin de février 1863, l'ictère diminua ; dans le courant de l'été, le malade se porta assez bien et supportait les aliments sans la moindre douleur. Vers Noël 1863, il fut pris de douleurs gastralgiques sans vomissements pendant trois semaines.

A la fin de janvier 1864, il fut repris des mêmes accidents qu'en octobre 1862, c'est-à-dire de gastralgie, de vomissements sanguins, de douleur violente dans la région du foie, accompagnée de gêne dans la respiration ; en même temps que survinrent des accès de fièvre atypique, avec violents frissons se répétant jusqu'à deux fois dans la matinée.

Le troisième jour de cet état, on remarqua l'apparition d'un ictère contre lequel on administra un violent laxatif. Les selles reprirent leur régularité habituelle ; le malade fut soumis à une alimentation composée de lait non écrémé, et huit jours après, le malade pouvait quitter le lit, conservant toutefois encore un léger ictère.

Cette amélioration dura quelques jours ; mais des frissons accompagnés de chaleur, de sueur et de vomissements se manifestèrent, en même temps que l'ictère augmenta d'intensité, de sorte que le malade rentra à l'hôpital le 18 février 1864.

Cet homme, autrefois de forte constitution, avait beaucoup maigri ; sa peau était d'un jaune orangé ; il était tourmenté par une démangeaison très intense. Xantopsie ; les urines sont d'un brun jaune foncé ; les selles incolores ; le ventre volumineux et tendu. On constate par la percussion et la palpation un peu de liquide. L'hypochondre droit est volumineux par suite de l'augmentation des dimensions du foie ; la matité s'étend en haut jusqu'à la cinquième côte sur la ligne mammaire, jusqu'à la sixième sur la ligne axillaire, en bas jusqu'au rebord costal. A la percussion la rate présente le volume de la main. La respiration est accélérée.

Voici le tableau des températures :

		Matin.		Soir.	
18 février.	T. 38,2;	P. 108.	T. 39,5;	P. 120.
19 —	T. 38,2;	P. 90.	T. 38,5;	P. 120.
20 —	T. 37,3;	P. 90.	T. 39,1;	P. 90.
21 —	T. 37,3;	P. 80.	T. 38,2;	P. 82.
22 —	T. 36,5;	P. 60.	T. 38;	P. 72.
23 —	T. 37;	P. 48.	T. 37,3;	P. 60.
24 —	T. 37,2;		T. 37,5;	P. 50.

On appliqua une vessie remplie de glace sur la région du foie, et chaque jour on administra au malade 60 gouttes d'acide nitrique dilué dans une potion gommeuse. Comme nourriture, lait non écrémé. Son état général s'améliora en même temps que la fièvre diminua, à partir du 22 février.

A cette époque, la fièvre avait disparu, l'urine était plus claire, plus abondante, les selles plus colorées ; les douleurs dans la région du foie et le volume de cette région avaient beaucoup diminué. On examina avec soin les selles pour s'assurer s'il y avait des calculs, mais on ne parvint pas à en découvrir. La vessie de glace fut supprimée. On administra le sel de Carlsbad au lieu d'acide azotique et on obtint chaque jour trois ou quatre selles colorées en jaune clair. Bien que l'état du malade se fût sensiblement amélioré au commencement de mars, l'ictère et la tuméfaction du foie ne disparurent pas complétement, et il persista un sentiment de pesanteur dans cette région.

Jusqu'au 8 mars, le patient se trouve beaucoup mieux; l'appétit reparut.

Dans la nuit du 8 au 9 mars, il se sentit fatigué. Il eut un violent frisson avec un pouls petit, les lèvres cyanosées. Les douleurs du foie redevinrent intenses, furent accompagnées de nausées, la langue était recouverte d'un enduit épais. Le foie augmenta de volume ; la matité s'étendit jusqu'à la cinquième côte, au niveau de la ligne mammaire, tandis qu'en bas cet organe s'étendait à un travers de doigt au-dessous du rebord costal. La percussion de la rate donnait une matité de la largeur de la main. Temp. du soir 39°; pouls 108; respiration 32 ; — vessie de glace. Opium ; eau de Seltz.

10 mars. Augmentation considérable de l'ictère. Dans la nuit précédente, sueur abondante, et vers deux heures frissons très-violents; deux selles. Température du matin 36°,5; pouls 84. Temp. du soir 39°,3 ; pouls 112 ; respir. 32.

A partir de cette époque jusqu'à la mort, il survient une fièvre rémittente accompagnée d'un frisson très-violent, surtout dans la première semaine. Du 11 au 25 mars, temp. du matin 38,3 jusqu'à 38,7; deux fois 39 à 39,2. Le pouls était à 88 et montait jusqu'à 106. Temp. du soir 39 à 39,7; une seule fois 38,5; pouls de 104 à 126. Du 26 mars au 2 avril, temp. du matin 37,5 à 36,2 avec un pouls de 96 à 120; temp. du soir, de 38 à 39, et 120 à 130 pulsations; la nuit, sueurs abondantes le plus ordinairement; respiration presque toujours accélérée de 20 à 36, rarement 18. Les douleurs violentes ressenties dans la région du foie reparurent avec des augmentations de temps à autre et finirent par devenir intolérables; cet organe augmenta de volume, si bien que le cœur fut repoussé à gauche et en haut. Dans les derniers temps de la vie, le foie parut diminuer, si bien que le cœur revint à sa place habituelle.

La tumeur formée par la rate augmenta de volume; de même que l'ascite devint plus manifeste; le 21 mars, apparut de l'œdème des extrémités inférieures; l'ictère augmenta sensiblement: les selles étaient le 15 mars semi-liquides, manifestement teintes par la bile, bien qu'on eût soin d'éviter tout mélange avec l'urine. Du 17 au 22 mars, les selles étaient de même consistance que précédemment mais n'étaient pas colorées par la bile et contenaient des stries de sang; plus tard, à la suite de l'administration d'une dose de calomel, on y remarqua des traînées verdâtres formées par des mucosités. Dans les derniers jours de la vie, malgré l'opium, elles devinrent profuses et très-abondantes. L'urine était toujours foncée, mais le 31 mars elle fut claire. On évalue à environ 1,000 centimètres cubes la quantité d'urine rendue chaque jour.

Depuis le 31 mars, accès de dyspnée allant jusqu'à l'orthopnée. Toux avec expectoration assez abondante, peu épaisse, spumeuse et muqueuse; ronchus secs. La vessie de glace fut employée du 10 au 13 mars. Lorsque le malade ne put plus la supporter, on lui fit donner du 15 au 23 mars, chaque jour, un bain à 25° Réaumur qui parut lui procurer quelque soulagement.

Plus tard, on administra de l'opium. Jamais le malade ne présenta de phénomènes cérébraux; il eut sa pleine connaissance jusqu'aux derniers moments de sa vie. Enfin il succomba le 3 avril à cinq heures du matin.

Autopsie. La peau présente une coloration d'un jaune intense; les jambes et les cuisses sont œdématiées, de même que la partie postérieure du tronc. Dans la cavité abdominale se trouve environ quatre litres de sérosité citrine ; la graisse du tissu cellulaire sous-cutané a presque totalement disparu. Le foie est très-volumineux et très-pesant ; il est adhérent par sa convexité au diaphragme et à la rate, au moyen d'un tissu cellulaire lâche ; par sa face concave il adhère avec le côlon transverse. Son plus grand diamètre en longueur mesure 28 centimètres ; en largeur, 22 ; en épaisseur, 8,5. La veine-porte et ses branches sont libres. Sur la convexité du foie, qui présente une coloration générale d'un rouge brunâtre, se remarquent de petites saillies multipliées, d'un rouge jaunâtre, grosses comme des lentilles ou des haricots. A la coupe, on y remarque des cavités remplies d'un pus coloré par de la bile. Ces petites cavités se trouvent en quantité considérable dans l'épaisseur du foie ; quelques-unes atteignent le volume d'une noisette. Le tissu du foie, dans l'intervalle de ces cavités, est d'un gris jaunâtre, de consistance ferme. On remarque que ces altérations se rencontrent surtout au niveau de la veine porte, où elles atteignent leur maximum, et qu'elles sont plus volumineuses dans le lobe gauche et dans la moitié droite du lobe droit. Dans les points où ces cavités sont le plus nombreuses, elles communiquent largement entre elles, et la cloison qui les sépare est formée du tissu conjonctif, ce qui donne au foie l'apparence d'une éponge. Chaque cavité est tapissée, à son intérieur, par une membrane de 1 1/6 à 1/2 millimètre d'épaisseur, consistante, à réseau très-fin. On ne trouve que rarement, dans les plus grandes cavités, les ouvertures des vaisseaux qui y pénètrent. La vésicule biliaire est transformée en un tuyau cylindrique, de l'épaisseur du doigt, à parois rigides et épaisses. Sa paroi a 4 millimètres d'épaisseur ; elle est fibreuse et fortement rugueuse. Dans l'intérieur de la vésicule se trouve un mucus épais et verdâtre. Le canal cystique en part à angle droit, et se trouve séparé de la vésicule par un éperon saillant. Ce canal est large, renferme un calcul biliaire, oblong, de la grosseur d'un haricot. Au point où le canal cystique et le canal hépatique s'abouchent pour former le cholédoque, existe une sorte de membrane épaisse et lisse, qui fait relief à l'intérieur du canal. Dans le conduit hépatique, un peu avant le point où il se jette dans le cholédoque, se trouve une pierre ovale de 2 centimètres et demi de long, sur 14 millimètres d'épaisseur ; sa surface est rude et verruqueuse. Elle est logée dans un prolongement considérable de la muqueuse, qui est rugueuse en ce point. Quant aux branches du canal hépatique, la gauche est si dilatée qu'elle peut admettre le petit doigt ; la muqueuse en est passablement lisse; la branche droite est aussi élargie, mais à un degré moindre.

Le canal cholédoque est partout libre et dilaté; cependant il est moins large que la branche gauche du canal hépatique; il est lisse et présente de petites excavations.

La rate mesure 19 centimètres de longueur, 11 de largeur et 5 d'épaisseur. La capsule est épaissie par un tissu cellulaire de nouvelle formation. La substance est d'un rouge pâle. Son tissu est consistant, pulpeux, homogène, avec des cloisons peu développées.

La muqueuse de l'estomac est d'un gris pâle, recouverte d'un mucus visqueux; les glandes en grappe du duodénum sont très-développées. Les reins sont consistants, pâles.

Les deux poumons sont œdématiés. Le lobe inférieur est congestionné et présente des points hépatisés, de la grosseur d'un haricot.

Le microscope fait voir que le contenu des dilatations sacciformes n'est composé que de corpuscules de pus, qui, presque tous, sont d'égale grosseur et contiennent de petits noyaux. Parmi ces derniers se trouvent des amas de matière biliaire, d'un jaune rouge. Le parenchyme du foie est très-ferme à la coupe. Les cellules du foie sont résistantes, anguleuses, munies de noyaux; la plupart sont incolores; quelques-unes seulement sont remplies de granulations d'un jaune foncé. Autour d'elles, on observe beaucoup de tissu conjonctif.

OBSERVATION XIX.

Pneumonie. — Pas de signes positifs à l'auscultation. — Ictère, guérison. — Calculs biliaires intra-hépatiques. — Distension des voies biliaires. — Fièvre intermittente symptomatique. — Hydatides de la paroi thoracique postérieure.

F. Begou (Marguerite), âgée de 30 ans, couturière, entre à l'infirmerie de la Salpêtrière le 30 janvier 1865, dans le service de M. le D\u02b3 Charcot.

La malade dit avoir été diabétique, il y a douze ans environ. Elle était constamment tourmentée par une soif vive. Le diabète a été reconnu par M. Mialhe, qui a trouvé du sucre dans ses urines. Pour tout traitement, elle a suivi un régime composé de viandes rôties, pain de gluten, etc., et au bout de dix-huit mois, le diabète disparut.

Elle affirme aussi qu'elle est sujette à des coliques hépatiques, se traduisant par des douleurs survenant brusquement dans l'hypochondre droit, accompagnées de vomissements et de jaunisse. Ces coliques hépatiques la tourmentent depuis trente ans, et revenaient, il y a quelques années, plusieurs fois par an. Il y a huit jours, la malade aurait été prise d'un violent frisson, et c'est à dater de cet accident qu'elle se met au lit. Elle se plaint, pour le moment, d'une douleur très-vive au côté droit, et en même temps d'une douleur lombaire ; tout le côté droit, jusqu'à l'épaule droite, du reste, est douloureux. A la percussion, on constate de la matité à droite. A l'auscultation, râles ronflants du même côté ; on n'entend pas de souffle. La malade rend des crachats adhérents et rouillés. Son corps présente une teinte ictérique des plus prononcées. Pouls, 100 pulsations. T. R., 39° 4/5.

Pr. lav. purgatif. 8 ventouses scarifiées sur le côté droit. A la visite du soir, la température rectale s'élève à 40° 1/5.

1er février. Les ventouses ont amené un soulagement immédiat, mais la douleur a reparu, et maintenant elle a son siége surtout au niveau de la clavicule. La malade a été très-calme pendant la nuit. Pouls, 96. Les crachats sont couleur abricot. La douleur qui siége sur la clavicule droite est exagérée par la percussion. Un peu de matité à ce niveau. La respiration est en ce point plus obscure qu'à gauche ; en arrière, et du même côté, elle s'entend mal. On distingue quelques râles ronflants, et un frottement pleural à droite, au niveau de l'angle inférieur de l'omoplate. T. R. 38 3/5.

Prescription : Lavement purgatif ; julep, kermès, 0,10 ; 4 ventouses scarifiées sur le point douloureux.

A la visite du soir, T. R., 38° 4/5.

Le 2. La malade se plaint encore de son côté. Les crachats sont adhérents, visqueux, mais ne sont plus rouillés. Pouls, 100 pulsat. T. R., 38° 4/5. La langue est un peu collante. La respiration, dans le lobe inférieur droit, est plus libre. On y entend des râles sous-crépitants fins, au niveau de l'angle de l'omoplate. Le frottement a disparu. Les urines présentent une coloration jaune-orangé intense. Par l'acide nitrique, la matière colorante de la bile passe au vert. Selles grises et argileuses.

Prescription : 2 verres d'eau de Sedlitz.

Le 3. Le malade souffre toujours de son épaule droite. Son facies paraît un peu abattu, mais ses forces sont conservées. La teinte ictérique persiste. Les selles sont grises et argileuses. A l'auscultation, râles sous-crépitants à droite. Le poumon gauche est sain. Pouls, 96 pulsations. T. R., 38° 4/5.

Le 4. La malade a été tranquille cette nuit. Extrémités chaudes. Depuis hier elle tousse beaucoup, et ce matin elle rejette des crachats muco-purulents de bronchite. La douleur persiste au niveau de l'omoplate, du côté droit. Rien de nouveau à l'auscultation. Les garde-robes, un peu solides, sont colorées légèrement par la bile. L'ictère persiste à un haut degré. Urine jaune safran. T. R., 38° 3/8. — Prescription : julep diacodé. T. R., 39° 2/5.

Le 5. Hier soir, à sept heures, la malade a été très-agitée ; elle a voulu se lever. La nuit elle a été plus calme ; cependant, chaque fois qu'elle se réveillait, elle a vu des objets lumineux, des figures d'animaux, des serpents, etc. La douleur de côté paraît avoir diminué. Rien de nouveau à l'auscultation. T. R. 38°. — Limonade vineuse pour boisson. Le soir, T. R. 38° 3/5.

Le 6. La malade a dormi toute la nuit ; le pouls à 84 puls ; teinte ictérique persiste intense ; les crachats rendus sont muco-purulents et adhérents. Elle se plaint toujours de la douleur de côté, qui, de l'épaule, serait descendue sous l'angle de l'omoplate. On entend du râle sous-crépitant dans toute l'étendue du poumon droit. A gauche, on en entend dans le lobe inférieur seulement. Les urines sont très-foncées et contiennent pour la première fois un sédiment abondant formé probablement par des urates. Rien par la chaleur. Les selles sont jaunes, assez épaisses. T. R. 37° 3/5. Le soir, 38°.

Le 7. La teinte ictérique diminue ; la langue est blanche et un peu collante. Pouls 80, régulier. Toux quinteuse. Rien de nouveau à l'auscultation. Les urines, jaune orangé, traitées par l'acide nitrique, ne subissent à peu près aucune modification de couleur. La malade a eu deux selles colorées en jaune par la bile. T. R. le matin, 37° 2/5. Le soir, 37° 4/5.

Le 8. Pouls 84. Mieux sensible. T. R. 37° 1/5 le matin ; le soir 37° 2/5.

Le 9. La teinte ictérique a disparu ; les urines, encore fortement colorées, n'éprouvent aucune modification par l'acide nitrique. Pouls 80. T. R. 37° 2/5. La malade, qui ne conserve plus qu'une légère douleur dans la région du foie, sort de l'infirmerie, le 4 mars 1865, en très-bon état.

— Cette malade se porte assez bien jusqu'au 20 octobre, époque à laquelle elle vient à la consultation. Elle se plaint de frissons qu'elle éprouve tous les huit ou dix jours ; la santé paraît, du reste, altérée. Elle rentre à l'infirmerie.

Le 20 novembre 1865, vers neuf heures et demie, elle fut prise d'un frisson avec tremblement général du corps. Les extrémités et la face sont pâles, le nez froid ; la malade sent un froid glacial dans tout son corps. Ce frisson s'accompagne d'un tremblement des lèvres.

Depuis une douzaine de jours elle a eu trois accès de fièvre analogues à celui qu'on observe à la visite. Il y a trois jours qu'elle a eu son dernier accès, et les deux premiers ont été séparés par des intervalles analogues. Les frissons durent habituellement une heure, après quoi elle tombe dans la somnolence. Le pouls à 100. T. R. prise pendant le frisson, 38° 1/5.

Le 21. Le frisson observé hier a duré près de cinq heures, et a été suivi de chaleur et de sueurs abondantes. Ce matin la malade est tranquille.

Le 30. Il paraît que, depuis son dernier frisson, la malade a eu de la fièvre tous les soirs, vers six heures, après avoir mangé ; elle éprouve une chaleur très-vive et quelques envies de vomir ; tout se dissipe sans sueurs au bout de deux ou trois heures ; le ventre est peu douloureux ; elle mange assez bien ; selles normales ; pas d'ictère.

Elle quitte l'infirmerie le 5 décembre 1865.

L'amélioration, qui paraissait s'être déclarée dans la santé de cette malade à sa sortie de l'infirmerie, ne se maintint pas longtemps, et, le 12 janvier 1866, on l'admet de nouveau salle Saint-Alexandre.

Le 13. La malade accuse une vive douleur dans la région hépatique, qui est gonflée et douloureuse à la pression. Cette douleur se propage en arrière jusque vers la colonne vertébrale, et, examinant le dos de la malade, on constate la présence de saillies volumineuses occupant de haut en bas tout l'espace compris entre la moitié inférieure de l'omoplate et la crête iliaque, latéralement s'étendant en largeur depuis la colonne vertébrale jusqu'aux dernières côtes, sur lesquelles elles font un relief très-apparent ; la peau présente une coloration normale à ce niveau. A la palpation, qui ne provoque aucune douleur, on reconnaît une fluctuation évidente, et on n'hésite pas à diagnostiquer des kystes hydatiques qui semblent séparés par des cloisons en plusieurs poches de volume inégal ; la plus volumineuse occupe la partie supérieure de la tumeur, et est arrondie ; on y reconnaît une fluctuation évidente, de même que dans la poche qui occupe la paroi latérale du thorax. Deux autres saillies sont moins volumineuses; la fluctuation y est moins nette, et elles se rapprochent de la colonne vertébrale, contre laquelle l'une d'elles se trouve appliquée. Matité à la percussion. La malade ne peut dire quand ces saillies ont commencé à apparaître. Ses urines sont très-colorées, un peu troubles, ne se colorent pas en vert par l'acide nitrique.

Le 15. La malade se plaint toujours beaucoup de son côté droit. — 4 ventouses scarifiées à ce niveau.

Le 16. Elle a été prise hier d'un accès de fièvre qui a duré six heures; elle a tremblé d'abord, puis a présenté des alternatives de chaleur et de froid. Toute la nuit elle a sué abondamment. — Sulfate de quinine 0,25.

La malade a continué à garder le lit jusqu'au mois de mai, époque à laquelle elle s'est affaiblie graduellement.

7 mai. Elle a été prise d'un frisson, avec tremblement, qui a duré environ trois quarts d'heure.

Le lendemain, grand abattement; facies terreux.

Le 9. Un nouveau frisson, avec claquement des lèvres, qui a duré une demi-heure. La malade s'est affaiblie peu à peu, et est morte dans la journée.

Autopsie. — On incise la peau au niveau des saillies observées dans la région dorsale, et on constate la présence de kystes hydatiques recouverts de toutes parts par le muscle grand dorsal, dont les fibres aplaties sont très-pâles. Limitées par un kyste fibreux aminci, les poches nombreuses communiquent entre elles, pour la plupart, et contiennent une masse verdâtre, d'aspect puriforme, dans laquelle on rencontre de nombreuses membranes hydatiques brisées et quelques-unes très-petites encore entières. Ainsi cette masse de kystes est aplatie entre la peau en arrière et le thorax en avant. Quelques côtes paraissent en contact immédiat avec la tumeur; mais il n'y a ni fracture, ni érosion, ni écrasement de ces os.

Poitrine. — Les kystes hydatiques n'ont donc aucun rapport avec le foie ou la plèvre, et, malgré l'examen le plus minutieux, on ne peut parvenir à constater la moindre communication avec l'une de ces parties. La plèvre droite contient une grande quantité d'un liquide séro-sanguinolent. Le poumon, refoulé dans tous les sens, est couvert, ainsi que la plèvre pariétale, de fausses membranes rouges, épaisses, très-vasculaires, trace d'une pleurésie hémorrhagique produite vraisemblablement par le voisinage des tumeurs hydatiques.

Le péricarde viscéral adhère de toutes parts intérieurement avec le péricarde pariétal. Les parois du cœur sont amincies, jaunes, friables.

Rien de particulier dans les poumons.

Rate volumineuse. — Reins sains.

Foie. — Son volume dépasse de deux ou trois travers de doigt les fausses côtes, et est tout à fait indépendant des tumeurs hydatiques décrites précédemment. Il a un aspect un peu granuleux, pâle, d'aspect blanc laiteux ou jaune clair. On constate que l'orifice duodénal du canal cholédoque est perméable, et quand on presse les conduits biliaires, il s'écoule dans l'intestin une bile verte, épaisse, couleur épinard foncé ; au palper on reconnaît de petits grumeaux résistants, véritable gravelle biliaire. Le canal cholédoque est peu dilaté. Mais le canal cystique l'est considérablement et renferme un calcul volumineux comme un petit œuf de poule. Au-dessus, le canal cystique est dilaté.— Partout, dans l'épaisseur du foie, on rencontre des conduits biliaires dilatés et à parois épaisses, contenant de petits grumeaux durs au toucher. Il est à remarquer que cette distension des conduits biliaires ne porte que sur ceux qui ont un assez fort calibre. — Ils atteignent à peu près le volume d'une plume de corbeau. La coupe du foie fait voir cet organe pâle, nullement verdâtre ; par le raclage, on obtient une bouillie puriforme qui, au microscope, paraît composée de cellules du foie contenant d'énormes gouttelettes de graisse. — Nulle part on ne trouve de petits abcès, rien de purulent. Le contenu vert foncé des canaux distendus renferme au microscope de petites concrétions mamelonnées, jaunes, et de nombreuses cellules épithéliales cylindriques, mais pas de pus.

La vésicule biliaire contient une bile analogue et quelques petits calculs.

Rate volumineuse. — Estomac présentant une coloration grise ardoisée de la membrane muqueuse.

OBSERVATION XX.

Phthisie pulmonaire. — Abcès multiples du foie. — Fièvre intermittente symptomatique. — Calcul dans le canal cholédoque. — Néphrite parenchymateuse.

Femme Paris (Marie) âgée de 84 ans, née dans le département de la Manche, entre à l'infirmerie de la Salpêtrière le 2 mars, service de M. le Dr Charcot.

Cette malade a de l'oppression depuis une dizaine d'années et tousse continuellement. Le dimanche, 1ᵉʳ mars, elle sortit de la Salpêtrière et dîna plus copieusement que d'habitude.

Le lendemain, 2 mars, elle fut prise vers neuf heures du matin d'un grand mal de tête et d'envies de vomir. En même temps, une violente douleur se manifesta dans le côté droit. Ces divers accidents survinrent brusquement, ne furent précédés d'aucun malaise appréciable. — Quelque temps après, la malade fut prise d'un frisson avec claquement de dents qui dura une heure. — Dans la matinée, on constate que la douleur dont elle se plaint, siége à droite, au niveau du rebord des fausses côtes, au-dessous du mamelon. — A l'auscultation, on constate des râles sous-crépitants dans la fosse sous-épineuse des deux côtés ; râles sibilants ou ronflants dans le reste de l'étendue du poumon, indiquant l'existence d'un catarrhe ancien. — La langue n'est pas sèche, mais les extrémités sont froides. Pouls 88 puls.

4 mars. — Même état que le 2 ; les signes fournis par l'auscultation sont les mêmes. — Pas de fièvre.

Le 31. — La malade a été prise hier d'un frisson violent avec tremblement des membres; ce n'est qu'à grand' peine qu'on est parvenu à la réchauffer. — A ce frisson a succédé une chaleur brûlante la malade a été très-agitée, est tombée de son lit, et on l'a relevée sans connaissance. Elle se remit rapidement, et en la questionnant, elle déclara que, à plusieurs reprises, elle avait eu des frissons semblables. Dans l'intervalle de ces accidents, elle dit qu'elle se portait bien. — La rate paraît avoir son volume normal. — Prescription : 0,60 de sulfate de quinine.

2 avril. — Pendant la nuit, la malade a un nouveau frisson.

On continue le sulfate de quinine le 3 et le 4 avril.

Le 6. — Un frisson a été observé hier soir. — A la suite de ce frisson, il ne survient pas de sueurs. — Ce matin, à la visite, la malade est prise d'un nouveau frisson des plus violents et qui dure assez longtemps. — A la suite, la malade a eu plusieurs vomissements bilieux. — Le foie ne remonte pas à une grande hauteur et ne déborde pas les fausses côtes. — Cependant la palpation réveille une douleur dans l'hypochondre droit. En percutant le côté droit de la poitrine, on détermine une douleur commençant au niveau de la quatrième ou de la cinquième côte, et à ce niveau commence la matité. Pouls 104 pulsations. — La poitrine ne présente pas de phénomènes appréciables à la percussion et à l'auscultation. — La rate n'est pas grosse.

Le 7. — Hier soir, vers sept heures, un frisson intense, suivi de chaleur et de sueur se manifeste. — On fut obligé de sonder la malade qui n'urine pas depuis hier.

Le 9. — Le 8, au soir, nouveau frisson vers cinq heures, qui se prolonge pendant une partie de la nuit. La malade urine très-peu, on est obligé de la sonder. On remarque que les urines sont très-peu abondantes les jours où surviennent ses accès de fièvre, c'est-à-dire tous les deux jours. — On constate une teinte ictérique assez prononcée sur tout le corps de la malade qui souffre toujours quand on exerce le palper au niveau du rebord des fausses côtes droites. — Depuis plusieurs jours déjà, elle prend un gramme de sulfate de quinine qui ne paraît pas agir sur les frissons observés. — Les urines sont troubles, d'un jaune peu foncé; ne contiennent pas d'albumine, et par l'acide nitrique se colorent en rose foncé.

Le 10. — La malade dit avoir eu cette nuit un petit frisson. Elle a des envies de vomir constamment. — Sa voix est cassée.

Le 11. — Les frissons ne se sont pas reproduits, mais la douleur persiste dans la région du foie quand on exerce une pression à ce niveau.

Le 12. — Nouveau frisson hier dans la journée. — Le matin, la voix est cassée, les mains froides. — La teinte ictérique est bien manifeste sur tout le corps, et cependant on ne constate pas la présence de la matière colorante de la bile dans les urines. Pouls, 60 pulsations.

Le 13. — Pas de frisson. — Même état.

Le 15. — Hier, violent frisson qui a duré trois heures, et qui s'est accompagné de claquements de dents et a été suivi de sueurs. Le sulfate de quinine avait cependant été régulièrement administré. Les frissons ne se reproduisent pas jusqu'au 7 mai, époque à laquelle survient un nouveau frisson avec tremblement, qui dure toute la nuit; on a grand' peine à la réchauffer. Cet accès de fièvre n'est pas suivi de sueurs.

13 mai 1863. — A cette époque, on constate un nouveau frisson qui dure quatre heures et se termine sans sueur. Cet accès de fièvre est survenu vers quatre heures de l'après-diner. — Le lendemain matin, la malade a la voix cassée, elle dit souffrir dans la région épigastrique au-dessus de l'ombilic et un peu du côté gauche. Les envies de vomir persistent, mais ne sont pas suivies de vomissements. On percute avec soin la région du foie, sans parvenir à y

constater une augmentation de volume, mais tout l'hypochondre droit est douloureux.

La face présente une teinte jaune bien caractérisée.

Pouls, 76 pulsations. — Temp. rect. 36° 3/5.

Le 15. Pas de frisson le 14. — Temp. rect. 37° 1/5.

Le 20. En palpant l'hypochondre droit et la région épigastrique, on a une sensation d'empâtement, sans tumeur distincte. La malade accuse à ce niveau une vive douleur. Elle ne mange presque rien et s'affaiblit considérablement depuis huit jours. La langue est sèche, le pouls fréquent; 112 pulsations. Les parties centrales sont chaudes et sèches. La voix est brisée. Depuis plusieurs jours, les urines s'échappent involontairement. Temp. rect. 39° 2/5.

Le 21. La langue est sèche. Grand accablement. Pas d'appétit. La peau est couleur jaune paille. On remarque quelques eschares au sacrum. Temp. rect. 38°.

Le 22. Depuis huit jours, la malade n'est pas allée à la selle; on prescrit un lavement au miel de mercuriale.

Le 24. Le malade a eu hier de la fièvre sans frisson. Elle s'affaiblit progressivement et succombe le 14 juin.

Autopsie. — Amaigrissement extrême; les côtes sont remarquablement solides et élastiques. Le péricarde est sain. Le cœur a des parois musculaires molles, friables, se laissant déchirer par l'ongle. Rien aux orifices. Aorte peu athéromateuse.

Les plèvres présentent des adhérences celluleuses assez résistantes à gauche, peu résistantes à droite. Pas de liquide dans leur cavité.

Poumon gauche. — Au lobe supérieur et inférieur, on sent à la palpation des noyaux indurés de la grosseur d'une noisette. Sur une coupe, on constate à la partie supérieure, des cicatrices et un tissu ardoisé dur, dans lequel on trouve un petit foyer ancien, rempli de matière calcaire et de cavernes tuberculeuses récentes, de la grosseur d'une noisette. A la partie inférieure de ce lobe et au lobe inférieur, noyaux de pneumonie tuberculeuse purulente ou caséeuse.

Poumon droit. — Lésions moins avancées et de date récente. Grand nombre de granulations tuberculeuses miliaires répandues sur la plèvre. Quelques noyaux d'hépatisation tuberculeuse dans l'intérieur du poumon, mais disséminés et pas de cavernes.

Foie. — Petit. La capsule de Glisson est fibreuse et épaissie, on y remarque des stries blanches : à sa surface convexe, on voit une petite plaque jaunâtre de la grosseur d'une pièce de un franc, qui répond à un abcès du parenchyme hépatique et qui est pleine de pus

Magnin.   10

jaune. Une coque jaune et élastique forme les parois de cet abcès. Il existe trois autres abcès analogues dans le voisinage du premier, ils sont également pleins de pus, mais moins gros. La vésicule biliaire distendue, énorme, contient un liquide clair et trois calculs volumineux dont l'un est engagé dans le canal cholédoque près de l'orifice duodénal.

Au microscope, on constate que le pus des abcès indiqués est granuleux, avec du pigment biliaire et des traces de cellules hépatiques. Le reste du foie présente une coloration rouge au centre, et grise à la périphérie des lobes, mais cette disposition n'est pas uniforme, et la coloration du foie diffuse en certains points est presque complétement jaune en d'autres parties de l'organe. Quoi qu'il en soit, partout les cellules hépatiques sont infiltrées de granulations graisseuses, fines, quelques-unes sont moléculaires, d'autres plus volumineuses. La consistance du foie est molle. On n'a pas examiné la veine-porte.

Rate petite, sans altération.

Reins petits; leur surface est lisse ; la substance corticale est large, de coloration gris-jaunâtre et opaque. Ils sont flasques. Au microscope, la substance corticale montre les tubes contournés, dilatés, remplis d'épithélium granuleux albumino-graisseux.

La veine est volumineuse, sans altération.

L'estomac est couvert à sa surface de mucus puriforme.

L'intestin grêle, ouvert, n'a aucun tubercule à sa surface, ni d'ulcération à son intérieur.

Le gros intestin est plein de matières fécales.

L'utérus est sain.

Le péritoine est sans altération.

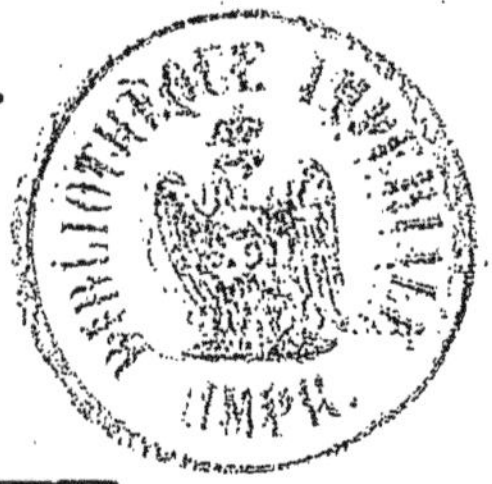

TABLE DES MATIÈRES

Pages

INTRODUCTION... 1

PREMIÈRE PARTIE. — *De la colique hépatique en général et des principales anomalies qu'elle présente*........... 5

Symptômes de la colique hépatique................. 9
Marche, terminaison.............................. 27
Diagnostic....................................... 29
Traitement....................................... 30

DEUXIÈME PARTIE. — *De la fièvre intermittente liée à la lithiase biliaire*..................................... 32

Angiocholite suppurative calculeuse.............. 47
Anatomie pathologique............................ 48
Symptômes.. 61
Parallèle entre la fièvre uréthrale et la fièvre de l'angiocholite calculeuse............................ 66
Diagnostic différentiel entre les accès de fièvre symptomatique de l'angiocholite et ceux qu'on observe dans quelques autres maladies......................... 72

TROISIÈME PARTIE. — *De l'ictère chronique et de l'ictère grave dans la lithiase biliaire*........................ 79

Causes de l'ictère chronique..................... 80
Altérations du foie dans l'ictère chronique...... 91
Des ictères en général........................... 94
Ictère hématogène................................ 95
Ictère par suppression.......................... 100
Ictère par résorption........................... 101
Symptômes de l'ictère chronique................. 108
Pronostic, terminaison.......................... 117
Observations.................................... 121

A. PARENT, imprimeur de la Faculté de Médecine, rue Mr-le-Prince, 31.